Ingeborg Warnke

Inanspruchnahme stationärer psychiatrischer Leistungen

Ingeborg Warnke

Inanspruchnahme stationärer psychiatrischer Leistungen

Prädiktoren von Wiederaufnahmen und der Aufenthaltsdauer

Südwestdeutscher Verlag für Hochschulschriften

Impressum/Imprint (nur für Deutschland/only for Germany)
Bibliografische Information der Deutschen Nationalbibliothek: Die Deutsche Nationalbibliothek verzeichnet diese Publikation in der Deutschen Nationalbibliografie; detaillierte bibliografische Daten sind im Internet über http://dnb.d-nb.de abrufbar.
Alle in diesem Buch genannten Marken und Produktnamen unterliegen warenzeichen-, marken- oder patentrechtlichem Schutz bzw. sind Warenzeichen oder eingetragene Warenzeichen der jeweiligen Inhaber. Die Wiedergabe von Marken, Produktnamen, Gebrauchsnamen, Handelsnamen, Warenbezeichnungen u.s.w. in diesem Werk berechtigt auch ohne besondere Kennzeichnung nicht zu der Annahme, dass solche Namen im Sinne der Warenzeichen- und Markenschutzgesetzgebung als frei zu betrachten wären und daher von jedermann benutzt werden dürften.

Coverbild: www.ingimage.com

Verlag: Südwestdeutscher Verlag für Hochschulschriften GmbH & Co. KG
Heinrich-Böcking-Str. 6-8, 66121 Saarbrücken, Deutschland
Telefon +49 681 37 20 271-1, Telefax +49 681 37 20 271-0
Email: info@svh-verlag.de

Zugl.: Uni Zürich, Diss., 2011

Herstellung in Deutschland:
Schaltungsdienst Lange o.H.G., Berlin
Books on Demand GmbH, Norderstedt
Reha GmbH, Saarbrücken
Amazon Distribution GmbH, Leipzig
ISBN: 978-3-8381-1604-4

Imprint (only for USA, GB)
Bibliographic information published by the Deutsche Nationalbibliothek: The Deutsche Nationalbibliothek lists this publication in the Deutsche Nationalbibliografie; detailed bibliographic data are available in the Internet at http://dnb.d-nb.de.
Any brand names and product names mentioned in this book are subject to trademark, brand or patent protection and are trademarks or registered trademarks of their respective holders. The use of brand names, product names, common names, trade names, product descriptions etc. even without a particular marking in this works is in no way to be construed to mean that such names may be regarded as unrestricted in respect of trademark and brand protection legislation and could thus be used by anyone.

Cover image: www.ingimage.com

Publisher: Südwestdeutscher Verlag für Hochschulschriften GmbH & Co. KG
Heinrich-Böcking-Str. 6-8, 66121 Saarbrücken, Germany
Phone +49 681 37 20 271-1, Fax +49 681 37 20 271-0
Email: info@svh-verlag.de

Printed in the U.S.A.
Printed in the U.K. by (see last page)
ISBN: 978-3-8381-1604-4

Copyright © 2012 by the author and Südwestdeutscher Verlag für Hochschulschriften GmbH & Co. KG and licensors
All rights reserved. Saarbrücken 2012

Meinen Eltern

&

in memoriam

Frau Dr. Johanna Sachs

VORWORT

Diese Arbeit wurde schwerpunktmässig begleitend zu meiner Anstellung als wissenschaftliche Mitarbeiterin im Forschungsbereich „Public Mental Health" an der Psychiatrischen Universitätsklinik Zürich erstellt. Die Studie zu den Determinanten von Wiederaufnahmen basiert auf einem Datensatz, der im Rahmen des Projektes „Bedarf, Angebot und Inanspruchnahme in der ausserstationären Versorgung chronisch psychisch Kranker" am Zentralinstitut für seelische Gesundheit in Mannheim (Deutschland) unter der Leitung von Herrn Prof. Dr. Wulf Rössler erhoben wurde. Die Studien zu den Prädiktoren der Aufenthaltsdauer wurden im Rahmen einer Arbeitsgruppe zur „Fallgruppierung in der Psychiatrie" der Gesundheitsdirektion des Kantons Zürich sowie aufgrund der öffentlichen Diskussion zum Thema Finanzierung in der Schweizer Psychiatrie erstellt.

Mein besonderer Dank gilt Herrn Prof. Dr. Wulf Rössler für die Förderung des Vorhabens der Dissertation und die Einbindung in Sachthemen der Versorgungsforschung. Ich danke ihm vielmals für seine Betreuung, kritische Durchsicht der Manuskripte, wertvolle inhaltliche Anregungen und Ermutigung. Herrn Prof. Dr. Achim Haug danke ich sehr für die weitere Betreuung und sein Interesse, die zwischenzeitliche Begutachtung der Manuskripte, wichtige Anregungen und aufbauende Worte.

Mein Dank gilt weiterhin:
Herrn Prof. Hans-Joachim Salize für detaillierte Auskünfte zum „Mannheim-Datensatz"; Herrn Dr. Carlos Nordt für wichtigen methodischen Input, kritische Analyse und wissenschaftlichen Austausch; Herrn PD Dr. Vladeta Ajdacic-Gross für wichtige wissenschaftliche Anregungen und Begleitung; Herrn Prof. Dr. Uwe Herwig für die Unterstützung, weiterführende Gespräche und kritische Sicht; Herrn Prof. Dr. Christoph Lauber für die kritische Betrachtung und wertvolle Anregungen; Herrn Prof. Dr. Changiz Mohiyeddini für wertvollen wissenschaftlichen Input; Herrn Prof. Burkhart Seifert für die methodische Beratung; allen Beteiligten, die sich in Kolloquien aktiv mit den Fragestellungen dieser Arbeit auseinandergesetzt haben.

Nicht zuletzt danke ich meiner Familie, Freunden und Thomas für Gespräche, Gesten und Unterstützung.

ZUSAMMENFASSUNG

Unterschiedliche Studien belegen die Vorteile einer überwiegend gemeindepsychiatrischen im Vergleich zu einer überwiegend stationären psychiatrischen Behandlung. In Zeiten des hohen Spardrucks im Gesundheitswesen sind Massnahmen zur Reduktion von teuren stationären psychiatrischen Leistungen weiter unumgänglich. Im Fokus stehen hierbei eine Senkung häufiger Wiederaufnahmen sowie eine Begrenzung der Aufenthaltsdauer über neue Finanzierungssysteme (z. B. diagnosebezogene Fallpauschalen). Auch wenn sich unterschiedliche Studien mit den Prädiktoren von Wiederaufnahmen oder der Aufenthaltsdauer in der stationären Psychiatrie beschäftigt haben, sind die Einflussfaktoren in beiden Bereichen bislang noch unklar. Das Ziel dieser Arbeit ist es, hier zu einem besseren Verständnis beizutragen. In Studie 1 wurden vielversprechende klinische und soziale Prädiktoren der Zeit bis zu einer Wiederaufnahme bei Hochrisikopatienten mit Schizophrenie untersucht. Weitere Studien beschäftigen sich mit Diagnosen (Studie 2) oder Syndromen (Studie 3) als mögliche Determinanten der Aufenthaltsdauer, um hieraus Hinweise auf mögliche Fallgruppen mit vergleichbarem Ressourcenverbrauch zu erhalten. Die Befunde von Studie 1 zeigen, dass Wiederaufnahmen bei hohem Versorgungsbedarf, mangelnder sozialer Unterstützung im späteren Zeitverlauf nach Entlassung und mangelnder Medikamentencompliance wahrscheinlicher sind. Aus den Ergebnissen lässt sich folgern, dass zur Vermeidung von Wiederaufnahmen bei Patienten im fortgeschritten Krankheitsverlauf Massnahmen zur Steigerung der Fähigkeiten im Umgang mit klinischen und sozialen Problemen erforderlich sind. Die Studien 2 und 3 zeigen, dass weder Diagnosen noch Syndrome oder weitere Merkmale (z. B. Soziodemographie, Freiwilligkeit der Einweisung) zu einer Varianzaufklärung der Aufenthaltsdauer von mehr als 20% beitragen. Die Varianzaufklärung der genannten Variablen ist damit zu gering, um Hinweise für eine Finanzierungsgrundlage zu liefern. Die Bestimmungsfaktoren der Aufenthaltsdauer als Indikator für den Ressourcenverbrauch bleiben weiterhin offen.

ABSTRACT

Several studies demonstrate that patients with a mental illness should be primarily treated in the community compared to psychiatric hospital. In times of cost containment it is important to control the use of expensive psychiatric services, first of all inpatient care. Accordingly, politicians and other stakeholders focus on a reduction of frequent readmissions to psychiatric hospital and on a limitation of the length of stay by new financing systems (e.g. case-based lump sum on the basis of diagnosis). Numerous studies investigated the potential predictors of psychiatric readmissions or the length of stay. However, the determinants of both variables are still not clear. The aim of this thesis is to contribute to a better knowledge concerning this issue. In study 1, promising clinical and social determinants of the time to readmission were analysed by considering high-risk patients with schizophrenia. Further studies investigated the influence of psychiatric diagnosis (study 2) or psychopathological syndromes (study 3) on the length of stay to find homogenous patient groups with respect to resource use. The results of study 1 show that the risk of readmission increases by high levels of needs, limited social support within time in the community and noncompliance concerning medication. The findings suggest that prevention of readmission requires for an improvement of skills to manage the patient's social situation and illness. Studies 2 und 3 reveal that diagnosis or syndromes and other patient characteristics (e.g. sociodemography, voluntary admission) only explain up to 20% of the variance of the length of stay. The amount of explained variance is insufficient with respect to the financing of psychiatric hospitals. Accordingly, further information about determinants of the length of stay (and therefore resource use) is needed.

INHALTSVERZEICHNIS

VORWORT _____ III

ZUSAMMENFASSUNG _____ V

ABSTRACT _____ VII

INHALTSVERZEICHNIS _____ IX

TABELLENVERZEICHNIS _____ XIII

ABBILDUNGSVERZEICHNIS _____ XV

1. ALLGEMEINE EINLEITUNG _____ 1

2. THEORETISCHER UND EMPIRISCHER HINTERGRUND _____ 3
   2.1 Allgemeines zur psychiatrischen Versorgung – insbesondere in Deutschland und in der Schweiz 3
      2.1.1 Enthospitalisierung 3
      2.1.2 Entwicklung der Versorgung sowie Kosten und Finanzierung 3
         2.1.2.1 Entwicklung der Versorgung in Deutschland 3
         2.1.2.2 Kosten und Finanzierung in Deutschland 4
         2.1.2.3 Entwicklung der Versorgung in der Schweiz 4
         2.1.2.4 Kosten und Finanzierung in der Schweiz 5
      2.1.3 Bestehende Probleme 6
      2.1.4 Ziele 7
      2.1.5 Empirische Befunde zu stationärer versus ambulanter Versorgung 7
   2.2 Bedeutung von Wiederaufnahmen und Aufenthaltsdauer sowie empirische Befunde 8
      2.2.1 Wiederaufnahmen 8
         2.2.1.1 Definition und Bedeutung 8
         2.2.1.2 Wichtigste Befunde 9
         2.2.1.3 Limitationen 9
      2.2.2 Aufenthaltsdauer 10
         2.2.2.1 Aufenthaltsdauer als Effizienzkriterium und Kostenindikator 10
         2.2.2.2 Wichtigste Befunde 11
         2.2.2.3 Limitationen 12

3. ZIELE UND FORSCHUNGSFRAGEN _____ 13

Inhaltsverzeichnis
STUDIE 1

4. KLINISCHE UND SOZIALE RISIKOFAKTOREN FÜR WIEDERAUFNAHMEN IN DIE STATIONÄRE PSYCHIATRIE BEI PATIENTEN MIT SCHIZOPHRENIE: EINE LANGZEITANALYSE _____ 15

Zusammenfassung 15
Abstract 16
4.1 Einleitung 17
4.2 Material und Methode 18
    4.2.1 Rekrutierung und Stichprobe 18
    4.2.2 Erhebungsinstrumente 19
    4.2.3 Statistische Analysen 21
4.3 Ergebnisse 22
    4.3.1 Deskriptive Analysen 22
    4.3.2 Analysen zu Prädiktoren 23
4.4 Diskussion 26
4.5 Literaturverzeichnis 30

STUDIE 2

5. LENGTH OF STAY BY ICD-BASED DIAGNOSTIC GROUPS AS BASIS FOR THE REMUNERATION OF PSYCHIATRIC INPATIENT CARE IN SWITZERLAND? _____ 34

Abstract 34
5.1 Introduction 35
5.2 Methods 36
    5.2.1 Catchment area and central psychiatric register 36
    5.2.2 Sample 37
    5.2.3 Data 37
    5.2.4 Statistical analyses 38
5.3 Results 39
    5.3.1 Demographic characteristics 39
    5.3.2 Clinical and admission-specific characteristics 40
    5.3.3 Length of stay across disorders 41
    5.3.4 Analyses of covariance 45
5.4 Discussion 48
    5.4.1 Strengths of the study 48

Inhaltsverzeichnis

5.4.2 *Limitations of the study* 49

5.4.3 *Comparison with previous research* 49

    5.4.3.1 *Length of stay across and within ICD-based groups* 49

    5.4.3.2 *Prediction of length of stay by ICD-based groups* 49

5.4.4 *Implications for the financial remuneration of psychiatric inpatient care in Switzerland* 50

5.5 Conclusions 51

5.6 Acknowledgements 51

5.7 References 52

STUDIE 3

6. PSYCHOPATHOLOGISCHE SYNDROME GEMÄSS AMDP-SYSTEM ALS GRUNDLAGE FÜR FALLGRUPPIERUNGEN IN DER PSYCHIATRIE 57

    Zusammenfassung 57

    Abstract 58

    6.1 Einleitung 59

    6.2 Methoden 60

        6.2.1 Stichprobe 60

        6.2.2 Untersuchungsinstrumente 61

        6.2.3 Statistik 62

    6.3 Ergebnisse 64

    6.4 Diskussion 69

        6.4.1 Einfluss einzelner Variablen 69

        6.4.2 Diagnosebezogene Fallpauschalen und Tagespauschalen in der Psychiatrie 70

        6.4.3 Limitationen 72

    6.5 Schlussfolgerung 73

    6.6 Konsequenzen für Klinik und Praxis 73

    6.7 Literaturverzeichnis 74

7. ALLGEMEINE DISKUSSION 77

    7.1 Zielsetzung und Befunde der Studien 1-3 77

    7.2 Stärken und Schwächen der Studien 1-3 77

    7.3 Wiederaufnahmen – Studie 1 78

        7.3.1 Theoretische Implikationen der Studie 1 78

Inhaltsverzeichnis

7.3.2 Methodische Implikationen der Studie 1 79

7.3.3 Praktische Implikationen der Studie 1 80

7.4 Aufenthaltsdauer – Studien 2 und 3 81

7.4.1 Theoretische Implikationen der Studien 2 und 3 81

7.4.2 Methodische Implikationen der Studien 2 und 3 83

7.4.3 Praktische Implikationen der Studien 2 und 3 84

7.5 Allgemeine Schlussfolgerungen zu den Studien 1-3 86

8. LITERATURVERZEICHNIS DER ALLGEMEINEN EINLEITUNG UND DISKUSSION _____ 87

TABELLENVERZEICHNIS

STUDIE 1

Tabelle 1
Merkmale der Stichprobe und Vergleich der Patienten mit und ohne Wiederaufnahme während des Untersuchungszeitraumes 24

Tabelle 2
Prädiktoren von Wiederaufnahmen: Multivariate longitudinale Modelle 27

STUDIE 2

Table 1
Comparison of patients meeting inclusion criteria and patients included in statistical analyses: ICD-based groups 40

Table 2
Comparison of patients meeting inclusion criteria and patients included in statistical analyses: Sample characteristics 42

Table 3
Explanatory power of the ICD-based groups and further sample characteristics concerning the logarithmised length of stay 46

Table 4
Geometric mean of length of stay and multiplicative effects: two sample characteristics of model 2 47

STUDIE 3

Tabelle 1 a
Behandlungsfälle mit gesamtem AMDP-Datensatz (n = 998) und mit vollständigem Datensatz hinsichtlich aller klinischen und soziodemographischen Variablen (n = 613) 63

Tabelle 1 b
Relative Häufigkeit der Diagnosen in der Stichprobe und in der Gesamtgruppe der Behandlungsfälle im Untersuchungszeitraum 64

Tabelle 2
Korrelation Syndrome und GAF mit Aufenthaltsdauer: Einzelsyndrome mit Werten ab 3 aus der AMDP-Stichprobe (n = 998), GAF (n = 613) 65

Tabellenverzeichnis

Tabelle 3
Lineare Regressionen: a) AMDP-Syndrome gegen Aufenthaltsdauer. b) AMDP-Syndrome und soziodemographische Variablen gegen Aufenthaltsdauer.. 68

ABBILDUNGSVERZEICHNIS

STUDIE 1

Abbildung 1. Prädiktorvariablen im Zeitverlauf: Klinischer Versorgungsbedarf, Einnahme von Neuroleptika und viel soziale Unterstützung (≥ 12 Personen; Median).. 25

Abbildung 2. Wiederaufnahmerisiko pro Zeitpunkt (Hazard Ratio): Interaktionseffekt zwischen der Variable soziale Unterstützung und der Variable Zeit (*log10*).. 25

STUDIE 2

Figure 1. Box-Plot of length of stay mapped on logarithmised ordinate across ICD-based groups.. 44

STUDIE 3

Abbildung 1a. Scatterplots mit Regressionslinien: paranoid-halluzinatorisches Syndrom gegen Aufenthaltsdauer (AD).. 66

Abbildung 1b. Scatterplots mit Regressionslinien: Global Assessment of Functioning gegen Aufenthaltsdauer (AD).. 67

1. ALLGEMEINE EINLEITUNG

In Deutschland und der Schweiz steigen die stationären Aufnahmen in psychiatrische Kliniken (Kuhl, 2008; Salize, Rössler & Becker, 2007). Weiter wiesen beide Länder im internationalen Vergleich im Jahr 2006 die längste stationäre Aufenthaltsdauer von psychiatrischen Patienten auf (Organisation for Economic Co-operation and Development, 2008). Die intensive Nutzung teurer stationärer psychiatrischer Leistungen ist aufgrund knapper finanzieller Mittel problematisch (Institut für Sozialmedizin, Epidemiologie und Gesundheitssystemforschung, 2001; Sturny & Hell, 2007) und stellt in verschiedener Hinsicht Herausforderungen an das Gesundheitssystem. Dies betrifft z. B. den Umgang mit der Überbelegung von stationären psychiatrischen Betten (Becker, Hoffmann, Puschner & Weinmann, 2008; Brenner, 2004) bei mangelnden personellen Ressourcen (Becker et al., 2008; Kunze & Schmidt-Michel, 2007). Eine besondere therapeutische und ökonomische Aufgabe stellt die Behandlung von Heavy Users dar (Roick, Gärtner, Heider, Dietrich & Angermeyer, 2006; Roick, Heider, Kilian et al., 2004). Diese Patienten haben häufig stationäre Wiederaufnahmen in psychiatrische Kliniken, eine lange kumulierte Aufenthaltsdauer und hohe direkte Gesamtversorgungskosten (Roick, Heider, Kilian et al., 2004). Ein weiteres Problem ist, dass es augenblicklich in der stationären Psychiatrie keine finanzielle Steuerung gibt, die dem unterschiedlichen Versorgungsbedarf von Patienten gerecht wird und die zu einer Begrenzung der Aufenthaltsdauer führt (Andreas, Dirmaier, Koch & Schulz, 2003).

Für eine Senkung der Inanspruchnahme stationärer psychiatrischer Leistungen sprechen neben dem Kostenargument und ideologischen Gründen auch Befunde, die zeigen, dass bis zu 50 % der psychiatrisch hospitalisierten Patienten besser in einem anderen Setting behandelt werden sollten (Sturny & Hell, 2007). Unklar ist jedoch wie eine Reduktion der stationären psychiatrischen Behandlungen erreicht werden kann. So lassen die bisherigen Studien offen, wodurch sich die Subgruppe der Heavy Users genau kennzeichnet (Roick, Gärtner, Heider & Angermeyer, 2002) und wie häufige Wiederaufnahmen erklärt werden können (Montgomery & Kirkpatrick, 2002). Weiter gibt es bisher nur Modellversuche für eine leistungsgerechte Finanzierung stationärer psychiatrischer Leistungen anstatt der bisher üblichen Finanzierung mit Tagespauschalen (Andreas et al., 2003) und wenig Anhaltspunkte zu den Bestimmungsfaktoren der Aufenthaltsdauer als Ressourcenindikator (Richter, 2001). Daher sind weitere Studien zur Analyse der Prädiktoren von stationären psychiatrischen Wiederaufnahmen bei Hochrisikogruppen und zur Bestimmung der Einflussfaktoren der stationären psychiatrischen Aufenthaltsdauer erforderlich (Montgomery & Kirkpatrick, 2002; Richter, 2001). Diese Arbeit soll hierzu einen Beitrag leisten. Ziele sind die Ableitung von Massnahmen zur Verhinderung von Wiederaufnahmen bei Hochrisikogruppen und Hinweise auf eine fallbezogene Finanzierung stationärer psychiatrischer Leistungen.

1. Allgemeine Einleitung

Zunächst wird im Folgenden ein Überblick hinsichtlich der gegenwärtigen psychiatrischen Versorgungssituation in Deutschland und der Schweiz gegeben, da sich die nachfolgenden Untersuchungen jeweils auf eins dieser beiden Versorgungsgebiete beziehen. Weiterhin werden wichtige Befunde zu Prädiktoren von Wiederaufnahmen und der Aufenthaltsdauer sowie Limitationen bisheriger Untersuchungen aufgezeigt. Es folgen die Ziele und Untersuchungsfragen zu den drei Studien, die dieser Arbeit zugrunde liegen. Im Anschluss werden die betreffenden drei Studien dargestellt.[1] Studie 1 bezieht sich auf die Prädiktoren von Wiederaufnahmen bei in Mannheim (Deutschland) lebenden Patienten mit hohem stationärem Versorgungsbedarf, in Studien 2 und 3 werden die Prädiktoren der Aufenthaltsdauer von psychiatrischen Patienten im Kanton Zürich untersucht. Schliesslich werden die Ergebnisse dieser Studien in der allgemeinen Diskussion aus theoretischer, methodischer und praktischer Sicht beleuchtet.

Zur Vereinheitlichung des Layouts im Gesamtdokument und aus Platzgründen wurden hier in den drei Studien gegenüber der jeweils veröffentlichten Version in der betreffenden Zeitschrift kleinere formale Änderungen vorgenommen.

---

[1] Auf den Anhang zu den drei Studien wurde hier aus formalen Gründen verzichtet.

2. Theoretischer und empirischer Hintergrund
2. THEORETISCHER UND EMPIRISCHER HINTERGRUND

2.1 Allgemeines zur psychiatrischen Versorgung – insbesondere in Deutschland und in der Schweiz

2.1.1 Enthospitalisierung

In unterschiedlichen europäischen Ländern hat die Enthospitalisierungsbewegung (siehe unten) in den vergangenen Jahrzehnten zu sozial- und gemeindepsychiatrischen Reformen geführt (Becker & Kilian, 2006; Haug & Rössler, 1999). Hauptursachen für die Enthospitalisierung, Verkleinerung und Schliessung von psychiatrischen Grosskrankenhäusern war ein Paradigmenwechsel in der psychiatrischen Behandlung, der auch mit Kostenminimierungsüberlegungen verbunden war (Becker et al., 2008). Das Ziel war die Rückführung von Menschen an ihren ursprünglichen Wohn- und Lebensort und die wohnortnahe Behandlung und Betreuung (Hoffmann, 2003). Es wurde eine Verringerung von Abhängigkeit erzeugenden oder aufrechterhaltenden Strukturen angestrebt (Hoffmann, 2003). Die Enthospitalisierung stand für Fortschritt und Humanität in der Psychiatrie (Hoffmann, 2003). Bachrach (Bachrach, 1994) nennt drei Komponenten des Deinstitutionalisierungsprozesses, wobei der Begriff Deinstitutionalisierung sich auf den strukturellen (und im Gegensatz zu Enthospitalisierung weniger auf den personellen) Versorgungsaspekt bezieht: Die Entlassung psychiatrischer Langzeitpatienten aus der Klinik, die Verhütung stationärer Neu- und Wiederaufnahmen und die Entwicklung spezieller, alternativer gemeindepsychiatrischer Angebote.

2.1.2 Entwicklung der Versorgung sowie Kosten und Finanzierung

2.1.2.1 Entwicklung der Versorgung in Deutschland.

In Deutschland hat sich die Versorgungslandschaft in der Psychiatrie seit dem Bericht der Enquete-Kommission im Jahr 1975 (Deutscher Bundestag, 1975) drastisch verändert. In diesem Bericht wurden die Verhältnisse in psychiatrischen Krankenhäusern als teilweise menschenunwürdig angeprangert. Die hieraus abgeleiteten Massnahmen führten zu einem Abbau stationärer Kapazitäten. Parallel wurde das gemeindepsychiatrische Versorgungsangebot ausgebaut (Salize et al., 2007). Aktuell wird die psychiatrische Versorgung in Deutschland als qualitativ hochstehend und effizient beurteilt (Arbeitsgruppe Psychiatrie der Obersten Landesgesundheitsbehörden, 2007). Die meisten Bundesländer verfügen inzwischen über ein zentrales psychiatrisches Planungsinstrument zur kontinuierlichen Optimierung der Versorgung (World Health Organization, 2005). Die Förderung von Massnahmen zur integrierten (settingübergreifenden) Versorgung ist im Sozialgesetzbuch geregelt (Sozialgesetzbuch, 2004).

2. Theoretischer und empirischer Hintergrund

Im Jahr 2003 betrug die Zahl psychiatrischer Kliniken deutschlandweit noch 190 (Salize et al., 2007), die Zahl der an Allgemeinkrankenhäuser angegliederten psychiatrischen Abteilungen 215 (Bauer, Kunze, vonCranach, Fritze & Becker, 2001; Salize et al., 2007). Die Bettenrate wurde von 1.6 Betten pro 1,000 Einwohner im Jahr 1971 auf 0.75 im Jahr 1996 (Bauer et al., 2001) und auf 0.65 im Jahr 2003 reduziert (Salize et al., 2007; Statistisches Bundesamt, 2005). Spezifisch für Deutschland ist die grosse Bettenzahl in psychosomatischen Kliniken (Salize et al., 2007). Zwischen 1991 und 2003 hat die Aufenthaltsdauer in der stationären Psychiatrie um knapp ein Drittel abgenommen (Salize et al., 2007; Statistisches Bundesamt, 2005). Im Jahr 2008 betrug die mittlere stationäre Aufenthaltsdauer von psychiatrischen Patienten 22 Tage. Damit gehört Deutschland trotzdem noch zu den Ländern mit einer eher längeren Liegedauer (Organisation for Economic Co-operation and Development, 2008). Im Gegensatz zu der oben beschriebenen Entwicklung stiegen die stationären psychiatrischen Behandlungsepisoden zwischen den Jahren 1991 und 2003 von 49.4 pro 10,000 Einwohner auf 84.7 (Salize et al., 2007; Statistisches Bundesamt, 2005).

2.1.2.2 Kosten und Finanzierung in Deutschland.

Deutschland gehört neben der Schweiz zu den Ländern mit den höchsten Gesundheitsausgaben (Organisation for Economic Co-operation and Development, 2009). Diese stiegen gemäss administrativen Daten im Jahr 2002 auf 224 Mrd. Euro an (Salize et al., 2007). Hiervon wurden 22.4 Mrd. Euro (10 %) für psychische Störungen ausgegeben (Salize et al., 2007). Mit etwa 5.4 Mio. Euro/100,000 Einwohner sind die Ausgaben für die stationäre Krankenhausbehandlung am höchsten (Melchinger, Rössler & Machleidt, 2006). Die Finanzierung erfolgt nach dem Fee-For-Service-Prinzip (FFS) (Salize et al., 2007). Unter FFS oder „Erstattungseinheit" versteht man ein gemeinsam abrechnungsfähiges Bündel ärztlicher und anderer Teilleistungen (Frick & Rössler, 2003). Insgesamt wurden bisher etwa zwei Drittel der Gesundheitsausgaben für psychisch Kranke durch Krankenkassen getragen (stationäre und ambulante Versorgung), ein Drittel durch das Sozialwesen (betreutes Wohnen und andere rehabilitative Angebote) (Melchinger et al., 2006; Salize et al., 2007).

2.1.2.3 Entwicklung der Versorgung in der Schweiz.

Einen zeitlich definierten Ausgangspunkt der Psychiatriereform wie in Deutschland gibt es in der Schweiz nicht (Ebner, 2007). In der Schweiz waren die Veränderungen hinsichtlich der Versorgung von Patienten mit psychischen Störungen geringer und fanden später statt als in den Nachbarländern (Sturny & Hell, 2007). Kantonale Psychiatriepläne fehlen bis heute weitgehend (Brenner, 2004). Kantonsübergreifende Empfehlungen für eine optimierte psychiatrische Versorgung wurden erst-

2. Theoretischer und empirischer Hintergrund

mals in den Jahren 2004 (Bundesamt für Gesundheit, 2004) und 2008 (Schweizerische Konferenz der kantonalen Gesundheitsdirektorinnen und -direktoren, 2008) vorgelegt. Schweizweit existieren 60 psychiatrische Kliniken und ärztlich geleitete Suchtkliniken mit regionaler Zuständigkeit (Brenner, 2004), hingegen nur vereinzelt an Allgemeinkrankenhäuser angegliederte psychiatrische Abteilungen. Im Zuge der Enthospitalisierung hat sich seit 1970 die Zahl psychiatrischer Betten halbiert (Ebner, 2007). Dennoch ist die Bettenausstattung in der Schweiz mit 1.1-1.4 Betten pro 1,000 Einwohner im Vergleich zu den Nachbarländern (Brenner, 2004; Sturny & Hell, 2007) und gemessen an der empfohlenen Bettenausstattung der WHO hoch (Becker et al., 2008). Die durchschnittlichen Dauer stationärer Aufenthalte ist trotz Abnahme in den letzten Jahren mit 44 Tagen im Jahr 2006 im internationalen Vergleich lang (Organisation for Economic Co-operation and Development, 2008). Etwa 20 % der Patienten bleiben länger als 60 Tage im Krankenhaus (Sturny, Cerboni, Christen & Meyer, 2004). Im Zuge des oben beschriebenen allgemeinen Kapazitätenabbaus haben sich in den letzten 10 Jahren die stationären psychiatrischen Aufnahmen in der Schweiz verdoppelt (Brenner, Rössler & Fromm, 2003). Dieser Anstieg ist zu einem grossen Teil auf Wiederaufnahmen zurückzuführen, die zwischen 2002 und 2006 um 30 % zugenommen haben (Kuhl, 2008).

2.1.2.4 Kosten und Finanzierung in der Schweiz.

Die Schweiz verfügt nach den USA über das zweitteuerste Gesundheitswesen der Welt (Organisation for Economic Co-operation and Development, 2009). Im Jahr 2007 stiegen die Gesundheitsausgaben auf 55.3 Mrd. CHF, wobei 46 % (= 25.4 Mrd. CHF) für die stationäre Versorgung ausgegeben wurde (Bundesamt für Statistik, 2007). Psychiatrische Kliniken hatten im Jahr 2007 Ausgaben von 1.84 Mrd. Franken, was knapp 10 % aller Krankenhauskosten entspricht (Bundesamt für Statistik, 2007). Der stationäre Akutbereich beansprucht allein fast vier Fünftel des gesamten Psychiatriebudgets (Becker et al., 2008). In den Jahren 2000 und 2004 stiegen die Kosten der psychiatrischen Versorgung stärker als die der allgemeinmedizinischen Versorgung (Sturny & Hell, 2007). Die Leistungen psychiatrischer Kliniken wurden im Jahr 2000 zu 38 % vom Staat, zu 41 % von Grund- und Sozialversicherungen und zu 22 % privat finanziert, während ambulante Leistungen vorwiegend privatwirtschaftlich finanziert werden (Bundesamt für Gesundheit, 2004).

2. Theoretischer und empirischer Hintergrund
2.1.3 Bestehende Probleme

Die Defizite liegen vor allem in der Umsetzung des Versorgungsprinzips „ambulant vor stationär" (Junghan & Ricka, 2006; Melchinger et al., 2006). Der intensiven Nutzung stationärer Versorgungsleistungen steht nach wie vor ein Mangel an wirksamen gemeindepsychiatrischen und innovativen Versorgungsangeboten gegenüber (Becker et al., 2008). In Deutschland ist das integrative und rehabilitative Versorgungsangebot noch verbesserungsbedürftig (Arbeitsgruppe Psychiatrie der Obersten Landesgesundheitsbehörden, 2007). Während in der Schweiz komplementäre Angebote gut ausgebaut sind (Brenner, 2004), ist die Verfügbarkeit und Nutzung von ambulanten und teilstationären Versorgungsstrukturen noch defizitär (Baer & Cahn, 2005). Die Entwicklung von Modellprogrammen für eine integrierte Versorgung beginnt hier erst (Schweizerische Konferenz der kantonalen Gesundheitsdirektorinnen und -direktoren, 2008).

In der stationären Psychiatrie ergeben sich spezifische Probleme durch eine Leistungsverdichtung bei Abnahme des Personalbestandes (Becker et al., 2008; Kunze & Schmidt-Michel, 2007). Es wird von einem Drehtüreffekt gesprochen. Dieser bezeichnet eine Erhöhung der Fälle bei einer Verringerung der Verweildauer und erhöhten Wiederaufnahmeraten (Becker et al., 2008) (der Zusammenhang zwischen Aufenthaltsdauer und Wiederaufnahmen ist jedoch empirisch noch nicht eindeutig geklärt (Richter et al., 2001)). Dieser Effekt ist gemäss einer aktuellen Studie in der Schweiz vor allem bei einer kleinen Gruppe von Patienten mit intensivem Versorgungsbedarf zu beobachten, wobei seit 2003 insgesamt zunehmend grössere Abstände zwischen konsekutiven stationären Behandlungen bestehen (Frick & Frick, 2010a). Insbesondere Patienten mit schwerer chronischer Erkrankung werden statt individueller, wohnortnaher Betreuung noch häufig stationär behandelt (Haug & Rössler, 1999). Trotz einer Abnahme der Behandlungsprävalenz von Patienten mit Schizophrenie in der Schweiz nutzen diese Patienten stationäre Leistungen nach wie vor am häufigsten (Lay, Nordt & Rössler, 2007). Man bezeichnet einen Teil der Patienten mit schwerer psychischer Erkrankung als „Heavy Users". Diese machen etwa 10 % der behandelten Patienten aus und konsumieren den Grossteil der stationären Ressourcen (Frick & Frick, 2010b; Roick et al., 2006).

Deutschland und die Schweiz haben international die höchsten Aufwendungen für das Gesundheitswesen (Organisation for Economic Co-operation and Development, 2009), wobei die Effizienz beider Gesundheitssysteme gemäss einer Evaluationsstudie im internationalen Vergleich nicht herausragend ist (Evans, Tandon, Murray & Lauer, 2001). Weiterhin gibt es keine finanziellen Anreize und aufgrund fragmentierter Versorgungsstrukturen kaum Möglichkeiten, die Versorgung vom stationären in den ambulanten Sektor zu verlagern (Salize et al., 2007). Wegen der hohen Gesundheitskosten streben Kostenträger zunächst eine Kontrolle der Ausgaben im stationären Sektor an (siehe Punkt 2.1.4). Die Dauer einer stationären Behandlung, die in bisherigen Finanzierungssyste-

2. Theoretischer und empirischer Hintergrund

men mit Tagessätzen die Höhe der Kosten bestimmt, wird demgegenüber willkürlich festgelegt. Eine abnehmende Fallschwere wird hier also nicht berücksichtigt. Das Krankenhaus macht folglich bei längeren Aufenthalten finanziellen Gewinn.

2.1.4 Ziele

Jüngere Strategiepapiere internationaler (WHO und EU) und nationaler (Bundesregierung) Organisationen geben ähnliche Empfehlungen für eine bessere Gestaltung psychiatrischer Versorgungssysteme. Hierzu gehört eine weitere Verringerung der stationären Versorgung und zugleich eine weitere Verbesserung der gemeindepsychiatrischen Angebote (Becker et al., 2008). Eine ideale Versorgung wäre gegeben, wenn wirksame und kosteneffektive Interventionen angeboten und angenommen werden, die bedarfsgerecht und ergebnisorientiert durchgeführt werden (Becker et al., 2008). Die Voraussetzung bietet eine geeignete Steuerung und adäquate Ressourcenverteilung (Becker et al., 2008).

In der Schweiz planen einige Kantone im Zuge der Einführung von DRGs in der Somatik ab 2012 auch im Bereich der Psychiatrie eine leistungsgerechte Abgeltung statt der bisherigen Finanzierung mit Tagespauschalen und führen entsprechende Pilotprojekte durch. Im Kanton Zürich werden seit dem Jahr 2008 Syndrome mittels dem AMDP-System (Arbeitsgemeinschaft für Methodik und Dokumentation in der Psychiatrie, 2007) erhoben, das als Grundlage für eine Finanzierung anhand von Fallgruppen dienen soll (Gesundheitsdirektion Kanton Zürich, 2007). In Deutschland ist im Krankenhausfinanzierungsgesetz (KHRG) geregelt, dass ab 2013 Tagespauschalen zum Einsatz kommen, die nach Aufwands-(Kosten-)homogenen Gruppen differenziert sind (Fritze, 2009). Grundlage sind die Behandlungsbereiche der Psychiatriepersonalverordnung (Psych-PV), die bisher der Personalbemessung in psychiatrischen Kliniken und Abteilungen dient (Kunze, 2004).

2.1.5 Empirische Befunde zu stationärer versus ambulanter Versorgung

Ein Überblick über Befunde zu stationärer vs. ambulanter Versorgung zeigt, dass beide Versorgungsformen im Sinne einer Behandlungskette, also der sequentiellen Nutzung, erforderlich sind (Thornicroft & Tansella, 2004). Die stationäre Versorgung sollte Patienten vorbehalten bleiben, die einer Entlastung und einer Herausnahme aus dem sozialen Milieu bedürfen (Martinssohn-Schittkowski & Tolzin, 2008). Befunde sprechen aber dafür, dass die Versorgung schwerpunktmässig in der Gemeinde stattfinden sollte. So wurde festgestellt, dass Patienten nach der Entlassung aus der stationären Langzeitbehandlung deutliche Verbesserungen hinsichtlich ihrer Lebensqualität aufweisen (Priebe, Hoffmann, Isermann & Kaiser, 2002). Weiterhin belegt eine aktuelle Studie eine grössere Zufriedenheit von Patienten mit ambulanter als mit stationärer Akutversorgung (Ruggeri et

2. Theoretischer und empirischer Hintergrund

al., 2006). Für einen weiteren Abbau stationärer Kapazitäten sprechen Ergebnisse, die die Wirksamkeit und Kosteneffektivität gemeindeorientierter Versorgungsformen aufzeigen (Becker et al., 2008; Martinssohn-Schittkowski & Tolzin, 2008). Auch gibt es stationäre Massnahmen zur Vermeidung rascher Wiederaufnahmen (z. B. eine angemessene Entlassungsplanung und Entlassung bei deutlicher Symptomverbesserung) (Durbin, Lin, Layne & Teed, 2007). Der Grossteil der psychiatrischen Patienten profitiert gemäss aktuellen Daten zumindest vorübergehend von Kurzaufenthalten (Rocca et al., 2009) und nach ersten Befunden auch längerfristig (z. B. keine Zunahme von Wiederaufnahmen, bessere berufliche Situation) (Alwan, Johnstone & Zolese, 2008). Allerdings sind eindeutige Aussagen zu den Folgen von Kurzaufenthalten (z. B. finanziell) aufgrund der mangelnden Befundlage noch nicht möglich (Alwan et al., 2008, Richter et al., 2001). Einige Autoren (Lauber et al., 2006) befürworten eine mittellange Ersthospitalisationsdauer bei depressiven Patienten, was die kürzeste kumulierte Aufenthaltsdauer über fünf Jahre zur Folge hatte.

2.2 Bedeutung von Wiederaufnahmen und Aufenthaltsdauer sowie empirische Befunde

2.2.1 Wiederaufnahmen

2.2.1.1 Definition und Bedeutung.
Wiederaufnahmen werden üblicher Weise als Indikator für den Erfolg einer Behandlung (Montgomery & Kirkpatrick, 2002) und als Synonym für „Rückfall" verwendet (Klinkenberg & Calsyn, 1996). Die Validität von Wiederaufnahmen als Qualitätsindikator ist noch nicht abschliessend belegt (Durbin et al., 2007). Dennoch gibt es Hinweise darauf, dass sich frühe oder häufige Wiederaufnahmen durch bestimmte Massnahmen (z. B. aufsuchende Behandlung oder Behandlungskontinuität) verhindern lassen (Klinkenberg & Calsyn, 1996; Prince, 2006). Dies ist vor allem im Hinblick auf die Subgruppe der Heavy Users entscheidend, die sich durch lange und / oder häufige Aufenthalte kennzeichnet (Roick et al., 2002).

Bis heute gibt es keine einheitliche Operationalisierung von stationären Wiederaufnahmen in die Psychiatrie (Montgomery & Kirkpatrick, 2002). Die Häufigkeit stationärer Wiederaufnahmen wird in den meisten Studien gebraucht. Seltener genutzte Definitionen sind Wiederaufnahmen ja vs. nein oder die Zeit bis zu einer Wiederaufnahme (Montgomery & Kirkpatrick, 2002). 1-3 Wiederaufnahmen pro Jahr gelten als häufig, wobei diese Definition willkürlich ist (Roick et al., 2002). Wiederaufnahmen innerhalb von 30 bis 90 Tagen gelten als früh (Durbin et al., 2007).

Seit den 1970er Jahren beschäftigen sich vor allem angloamerikanische Studien mit den Prädik-

2. Theoretischer und empirischer Hintergrund

toren von stationären Wiederaufnahmen in die Psychiatrie, um die Charakteristika von Risikogruppen zu definieren und geeignete Massnahmen zur Vermeidung von Wiederaufnahmen zu finden (Montgomery & Kirkpatrick, 2002).

2.2.1.2 Wichtigste Befunde.

Etwa 30 bis 40 % der Patienten mit schwerer psychischer Erkrankung werden nach 6 Monaten wieder in die psychiatrische Klinik eingewiesen, nach 12 Monaten 40 bis 50 % (Montgomery & Kirkpatrick, 2002). Bis heute sind die Einflussfaktoren für häufige oder rasche Klinikeinweisungen nicht klar und die Befunde widersprüchlich (Montgomery & Kirkpatrick, 2002). Dennoch gibt es Hinweise darauf, dass sowohl klinische als auch soziale Faktoren mit Heavy Use assoziiert sind. In einer qualitativen Studie wurden drei Problembereiche von Heavy Users als Ursache für häufige Klinikeinweisungen ausgemacht: Psychopathologie, geringe soziale Integration und komorbider Substanzmissbrauch (Roick et al., 2006). In einer weiteren deskriptiven Studie wurde herausgefunden, dass 39 % der Wiederaufnahmen von Heavy Users auf soziale Probleme zurückgehen, 31 % auf krankheitsbezogene Faktoren (Kent & Yellowless, 1994). Schliesslich gibt es multivariate Untersuchungen, die für den Einfluss von klinischen (z. B. Psychopathologie) und sozialen Problemen (z. B. Qualität familiärer Beziehungen) auf das Wiederaufnahmerisiko sprechen (Roick, Heider, Kilian et al., 2004). Beispiele für klinische Variablen mit weitgehend stabilem Einfluss auf die Wiederaufnahmen sind mangelnde Medikamentencompliance, Substanzstörung und psychotische Störung (Roick et al., 2002). Diese Variablen sind auch mit einer kürzeren Überlebenszeit in der Gemeinde verbunden (Hodgson, Lewis & Boardman, 2001; Hunt, Bergen & Bashir, 2002).

2.2.1.3 Limitationen.

Bis jetzt existieren nur wenige deutschsprachige Studien zu den Prädiktoren von Wiederaufnahmen oder Heavy Use (Roick et al., 2002). Aufgrund der unterschiedlichen Definitionen, methodischen Ansätze und der Variation der berücksichtigten Variablen ist eine Vergleichbarkeit der bisherigen Untersuchungsbefunde nur schwer möglich (Montgomery & Kirkpatrick, 2002). Bis heute ist offen, wie stark die unterschiedlichen Definitionen von Wiederaufnahmen miteinander zusammenhängen und ob diesen identische Prädiktoren zugrunde liegen (Montgomery & Kirkpatrick, 2002). Die meisten der bisherigen Studien berücksichtigen nicht die Zeit bis zu einer Wiederaufnahme (Montgomery & Kirkpatrick, 2002) und bezogen nur zeitunabhängige Prädiktoren in die Analysen ein. Nur wenige Studien haben sich bisher explizit mit sozialen Ursachen für die starke Inanspruchnahme stationärer psychiatrischer Leistungen beschäftigt (Roick et al., 2002). So untersuchen auch neuere Studien, die sich auf das Verfahren der „Survivalanalyse" stützen, vor allem den Einfluss von Me-

2. Theoretischer und empirischer Hintergrund

dikation oder anderen klinischen Merkmalen auf die Wiederaufnahme (Hunt et al., 2002; Lin, Lin, Chen & Wang, 2006). Weiterhin gibt es bisher nur wenige Untersuchungen, die den Versorgungsbedarf als unabhängige Variable in die Analysen einbeziehen (Roick, Heider, Kilian et al., 2004). Untersuchungen, die sich auf spezifische Störungsgruppen konzentrieren, sind rar (Roick et al., 2002).

2.2.2 Aufenthaltsdauer

2.2.2.1 Aufenthaltsdauer als Effizienzkriterium und Kostenindikator.

Bei Finanzierungsformen wie Fallpauschalen ist die Vergütung leistungsbezogen und unabhängig von der tatsächlichen Verweildauer (Fischer, 2004; Frick & Rössler, 2003). Fallpauschalen bedeuten mehr Leistungstransparenz, Wettbewerb und wirtschaftliche Anreize für Kosteneinsparungen (Mansky, Erben & Scriba, 1990). Im Gegensatz dazu werden bei Finanzierungsformen wie Tagespauschalen längere Aufenthalte gefördert. Eine Vergleichbarkeit von Leistungen ist nicht gegeben.

Ein übliches Fallpauschalensystem sind „Diagnosis Related Groups (DRGs)". DRGs bestehen aus kostenhomogenen und medizinisch sinnvollen Patientengruppen (Frank & Lave, 1985). Diese werden anhand unterschiedlicher Merkmale (z. B. Diagnose, Behandlung, Alter, Aufenthaltsdauer) gebildet und erfordern eine ähnliche Behandlung (English & McCarrick, 1986). Die Fallpauschale pro Patientengruppe setzt sich aus den durchschnittlichen Pflegekosten pro Tag und einem Kostengewicht zusammen (Fischer, 2004). Die Aufenthaltsdauer wurde bei der Bildung der ersten DRG-Systeme als Homogenitätsmass für den Ressourcenverbrauch verwendet (Fischer, 1997).

Seit 1983 werden in den USA Patienten, die Mitglied der Medicare-Krankenversicherung für betagte oder behinderte Menschen sind, nach DRGs abgegolten (Fischer, 1997). Mittlerweile setzen unterschiedliche Länder DRGs im Bereich der Somatik ein (Fischer, 1997). International wurde ein Rückgang der Aufenthaltsdauer beobachtet. In den USA wurden weiterhin eine Abnahme der Krankenhausaufnahmen, vermehrte ambulante Konsultationen, eine Zunahme von schweren Erkrankungen (Case Mix Index) bei stationär behandelten Patienten und Kostensenkungen festgestellt. Hier blieben auch negative Auswirkungen wie erhöhte Wiederaufnahme- oder Mortalitätsraten aus (Güssow, 2007).

Da zur Konstruktion der DRGs in den USA nur wenige Daten von psychiatrischen Institutionen verwendet wurden, blieb der Bereich der Psychiatrie von der DRG-basierten Vergütung ausgeschlossen (Fischer, 1997). Der vorübergehende Einsatz von Fallpauschalen für stationäre psychiatrische Patienten in den USA durch das Department of Veterans Affairs (VA) zwischen den Jahren 1984 und 1988 führte zu einer erhöhten Inanspruchnahme psychiatrischer Krankenhausbehandlung

2. Theoretischer und empirischer Hintergrund

bei gleichzeitiger Reduktion der Aufenthaltsdauer und der Behandlungskosten, wobei die Auswirkungen auf die Behandlungsqualität unklar blieben (Rosenheck, Massari & Astrachan, 1990). Die Einführung des österreichischen Fallpauschalensystem Leistungsorientierte Krankenhausfinanzierung (LKF) im Jahr 1997 hatte keine Auswirkungen auf die Fallzahl, die Anzahl der Wiederaufnahmen und die Aufenthaltsdauer (Frick, Barta & Binder, 2001). Bis heute werden psychiatrische Behandlungen überwiegend nicht mittels Fall-, sondern wie erwähnt mittels Tagespauschalen finanziert. Die politischen Bestrebungen gehen allerdings dahin, auch im Bereich der Psychiatrie ein leistungsbezogenes Entgelt einzuführen, damit diese wettbewerbsfähig bleibt und gegenüber der Somatik keine Sonderstellung einnimmt (Maylath & Krokotsch, 2006).

In den letzten 20 Jahren wurden zahlreiche Studien mit dem Ziel durchgeführt, kostenhomogene Patientengruppen für den Bereich der Psychiatrie zu finden (Fischer, 1997). Dabei wurde die Aufenthaltsdauer häufig als Indikator für den Ressourcenverbrauch verwendet. Ziel dieser Studien ist eine maximale Varianzaufklärung der Aufenthaltsdauer durch möglichst wenig Variablen oder Patientengruppen. Der zugehörige statistische Kennwert ist die R^2-Statistik, die den Prozentsatz der erklärten Varianz der abhängigen Variablen beschreibt.

2.2.2.2 Wichtigste Befunde.

Studien zeigten, dass Patienten mit unterschiedlichen Störungsbildern durchschnittlich unterschiedlich lange stationäre Aufenthalte im psychiatrischen Setting haben (Blais et al., 2003; Bourgeois, Kremen, Servis, Wegelin & Hales, 2005; Creed, Tomenson, Anthony & Tramner, 1997; Huntley, Cho, Christman & Csernansky, 1998; Jiménez, Lam, Marot & Delgado, 2004). Aber auch innerhalb von Störungsgruppen bestanden erhebliche individuelle Schwankungen (Taube, Lee & Forthofer, 1984). Psychiatrische DRGs im Rahmen allgemeiner DRG-Systeme erwiesen sich dementsprechend nicht als geeignete Prädiktoren der Aufenthaltsdauer (English & McCarrick, 1986; Phelan & McCrone, 1995; Schumacher, Namerow, Parker, Fox & Kofie, 1986; Taube, Goldman & Lee, 1988; Taube et al., 1984). Die meisten multivariaten Modelle, die psychiatrische DRGs und weitere Variablen einschlossen (Schumacher et al., 1986; Taube et al., 1988; Taube et al., 1984) sowie statistische Modelle mit selbstgebildeten psychiatrischen Fallgruppen (Mitchell, Dickey, Liptzin & Sederer, 1987; Taube et al., 1984) sagten weniger als 20 % der Varianz des Ressourcenverbrauchs vorher. Andere Modelle zur Erklärung der Aufenthaltsdauer mit vergleichsweise hoher Varianzaufklärung (34-50 %) (Creed et al., 1997; Horn, Chambers, Phoebe, Sharkey & Horn, 1989; Kluge, Hülsmann, Kopf, Angermeyer & Becker, 2002) sind im Hinblick auf eine prospektive Finanzierung kritisch zu diskutieren (siehe Punkt 2.2.2.3). Variablen, welche die Prädiktionskraft von statistischen Modellen erhöhten, waren unter anderem der Schweregrad der Erkrankung (Ashcraft et al.,

2. Theoretischer und empirischer Hintergrund

1989; Stoskopf & Horn, 1992), die Freiwilligkeit der Aufnahme, die einweisende Instanz (Taube et al., 1988) oder die Komorbidität (Ashcraft et al., 1989).

2.2.2.3 Limitationen.

Im deutschsprachigen Raum gibt es nur wenige empirische Studien zur Varianzaufklärung der Aufenthaltsdauer oder finanziellen Anreizsystemen in der Psychiatrie (Richter, 2001). Erfahrungen zu Gruppierungen auf der Basis von anderen Merkmalen als der Hauptdiagnose (z. B. anhand von Syndromen) liegen bisher nicht vor. Einige Studien zur Vorhersage der Aufenthaltsdauer berücksichtigen Variablen zum Behandlungsverlauf oder sogar zum Zeitpunkt der Entlassung (z. B. Fixierungen, Medikation) und erreichen damit eine vergleichsweise hohe Varianzaufklärung (Blais et al., 2003; Creed et al., 1997; Horn et al., 1989; Kluge et al., 2002). Für ein prospektiven Vergütungssystemen, bei denen der Standardpreis für eine Behandlung von Beginn an feststehen soll, eignen sich diese Variablen eher nicht als Grundlage. Weiterhin wird die Elektrokonvulsive Therapie, die die Prädiktionskraft von multivariaten Modellen zur Aufenthaltsdauer in amerikanischen Studien deutlich erhöht, im deutschsprachigen Raum selten angewandt (Fischer, 1997).

3. ZIELE UND FORSCHUNGSFRAGEN

Bisher fehlen eindeutige Hinweise auf klinische und soziale Prädiktoren der Zeit zwischen vorheriger Entlassung aus der Psychiatrie und einer stationären Wiederaufnahme. Weiterhin gibt es wenige Anhaltspunkte hinsichtlich der zeitlichen Abhängigkeit von Prädiktoren. In der Schweiz war bisher keine Studie zur Vorhersage der Aufenthaltsdauer durch Diagnosegruppen oder Syndrome bekannt.

Das Ziel dieser Arbeit ist ein besseres Verständnis der Prädiktoren von stationären psychiatrischen Wiederaufnahmen bei Hochrisikogruppen und der Einflussfaktoren auf die stationäre psychiatrische Aufenthaltsdauer. Aus den Ergebnissen von Studie 1 sollen Massnahmen zur Reduktion von Wiederaufnahmen abgeleitet werden. Studien 2 und 3 sollen Wege für zukünftige Finanzierungsmöglichkeiten in der stationären Psychiatrie auf Basis der Aufenthaltsdauer aufzeigen.

Im Einzelnen wurden folgende Forschungsfragen untersucht:

1. Welche klinischen und sozialen Faktoren sagen die Zeit zwischen Klinikentlassung und stationärer psychiatrischer Wiederaufnahme bei Patienten mit chronischer Schizophrenie vorher?
2. Können diagnostische Gruppen nach ICD-10 die stationäre psychiatrische Aufenthaltsdauer im Kanton Zürich vorhersagen und als Basis für die Vergütung stationärer psychiatrischer Aufenthalte dienen?
3. Können psychopathologische Syndrome gemäss AMDP-System die stationäre psychiatrische Aufenthaltsdauer vorhersagen und die Grundlage für eine Fallgruppierung in der Psychiatrie bilden?

Zur Beantwortung der ersten Frage (Studie 1) wurde eine Stichprobe chronisch schizophrener Patienten aus Mannheim (Deutschland) zum Zeitpunkt der Entlassung aus einer psychiatrischen Klinik über den Zeitraum von 12 Monaten wiederholt untersucht. Der Versorgungsbedarf wurde als unabhängige Variable berücksichtigt und mit dem „Needs for Care Assessment (NCA)" erfasst (siehe Punkt 4.2.2). Es wurde ein neues Verfahren der Survivalanalyse verwendet, mit dem zeitabhängige und zeitunabhängige Faktoren untersucht werden können (siehe Punkt 4.2.3).

Zur Beantwortung der 2. und 3. Frage wurden psychiatrische Fälle untersucht, die während eines bestimmten Zeitraumes in den Hauptversorgungskliniken des Kantons Zürich (Studie 2) oder in der psychiatrischen Universitätsklinik des Kantons Zürich (Studie 3) stationär behandelt wurden. Die Daten basieren auf routinemässigen Erhebungen durch Ärzte und umfassen unter anderem soziodemographische und klinische Merkmale.

STUDIE 1

4. KLINISCHE UND SOZIALE RISIKOFAKTOREN FÜR WIEDERAUFNAHMEN IN DIE PSYCHIATRIE BEI PATIENTEN MIT SCHIZOPHRENIE: EINE LANGZEITANALYSE [2]

Zusammenfassung

Einleitung: In den vergangenen Jahren haben die Aufnahmeraten in psychiatrische Kliniken im Zuge des Bettenabbaus stetig zugenommen. Das Ziel unserer Studie war, zu einem besseren Verständnis der Risikofaktoren stationärer psychiatrischer Wiederaufnahmen beizutragen.

Methode: Vulnerable Patienten mit der Diagnose Schizophrenie ($N = 103$) wurden nach Klinikentlassung über 12 Monate untersucht. Potentielle Prädiktoren wurden mittels multivariater Survivalanalyse bestimmt.

Ergebnisse: Etwa 50 % der Patienten hatten einen erneuten Klinikaufenthalt. Während der Versorgungsbedarf das Wiederaufnahmerisiko erhöhte, sank das Risiko bei Einnahme von Neuroleptika. Es gab einen Interaktionseffekt zwischen der sozialen Unterstützung und der Variablen Zeit.

Schlussfolgerungen: Sowohl klinische als auch soziale Faktoren beeinflussen das Wiederaufnahmerisiko. Präventive Massnahmen sollten sich auf die Erkrankung selbst, aber auch auf die soziale Situation von Betroffenen konzentrieren.

Schlüsselworte: Schizophrenie, Prädiktoren, Wiederaufnahmen, Versorgungsbedarf, soziale Unterstützung, Compliance, Psychiatrie, Survivalanalyse

---

[2] Literaturangabe: Warnke, I., Nordt, C., Ajdacic-Gross, V., Haug, H.-J., Salize, H.-J. & Rössler, W. (2010). Klinische und soziale Risikofaktoren für Wiederaufnahmen in die stationäre Psychiatrie bei Patienten mit Schizophrenie: Eine Langzeitanalyse. *Neuropsychiatrie*, 24, 1-9.

Studie 1: Klinische und soziale Risikofaktoren für Wiederaufnahmen
Clinical and social risk factors for the readmission of patients with schizophrenia to psychiatric inpatient care: A long-term analysis

Abstract

Introduction: In recent years, admission rates to psychiatric inpatient care have steadily increased, whilst the number of beds has progressively decreased, at least in German-speaking countries. A better understanding of risk factors concerning psychiatric readmissions is indispensable in order to avoid unnecessary inpatient treatment. The aim of our study was to test the influence of various clinical and social factors on the time to readmission.

Method: We analysed data of an observational study considering especially vulnerable patients with schizophrenia ($N = 103$). We applied multivariate time-hazards models (survival analysis) to examine the predictors of the time to readmission within 12 months. Independent variables were either time-varying (e.g. Needs for care Assessment Scale (NCA)) or time-invariant (e. g. age).

Results: About 50 % of the patients were readmitted during the observation period, many of them within the first few weeks. In the final models clinical needs, and a social need increased the risk of readmission, whereas the use of neuroleptic medication reduced the risk. There was an interaction effect between social support and time.

Conclusions: Both, clinical and social factors influence the risk of psychiatric readmission. Therefore, the prevention of readmissions should focus on the patients' skills to manage his / her illness and on the social support that the patients receive.

Keywords: Schizophrenia, predictors, readmission, time, needs, social support, compliance, psychiatry, survival analysis

Studie 1: Klinische und soziale Risikofaktoren für Wiederaufnahmen

4.1 Einleitung

In deutschsprachigen Ländern ist seit einigen Jahren ein Anstieg der stationären Aufnahmen in psychiatrische Kliniken festzustellen (Meise, Wancata & Hinterhuber, 2008; Salize, Rössler & Becker, 2007). Während die Hospitalisierungsrate in Deutschland im Jahr 1991 bei 49.4 pro 10000 Einwohner lag betrug diese im Jahr 2003 mit 84.7 fast doppelt so viel. Diese Zunahme stationärer Behandlungen ging im gleichen Zeitraum mit einer Abnahme stationärer Kapazitäten in psychiatrischen Kliniken einher. So sanken die Bettenkapazität und die Aufenthaltsdauer zwischen den Jahren 1991 und 2003 jeweils um etwa zwei Drittel (Salize et al., 2007). Die genannten Daten deuten auf eine Leistungsverdichtung hin: Mehr Patienten werden innerhalb kürzerer Zeit behandelt. Diese Entwicklung hat unterschiedliche Auswirkungen. Einerseits muss die stationäre psychiatrische Versorgung effizienter werden, was bei gleichbleibenden Personalstellen zu einer reduzierten Versorgungsqualität führen kann. Weiterhin hat die Zunahme stationärer Behandlungen ökonomische Konsequenzen, da die stationäre Behandlung die teuerste Behandlungsform überhaupt darstellt. Schliesslich bedeutet eine stationäre Behandlung für die Betroffenen eine Herauslösung aus dem gewohnten Lebensumfeld. Daher stellt sich die Frage, ob ein Teil der stationären Einweisungen in psychiatrische Kliniken durch geeignete gemeindepsychiatrische Versorgungsangebote vermieden werden kann. Dies betrifft insbesondere eine kleine Patientengruppe mit besonders hohem Ressourcenverbrauch in der stationären psychiatrischen Versorgung. In einer interessanten deutschen Studie waren 12 % der berücksichtigten Patienten mit der Diagnose Schizophrenie „Frequent Users" (≥ 3 stationäre Einweisungen in eine psychiatrische Klinik innerhalb von 30 Monaten). Während des Untersuchungszeitraumes hatten diese Patienten nicht nur eine längere kumulierte Behandlungsdauer als „Normalnutzer", sondern verursachten auch höhere stationäre Versorgungskosten und höhere Gesamtbehandlungskosten (Roick et al., 2004).

Ein besseres Verständnis der Prädiktoren von Wiederaufnahmen in die stationäre Psychiatrie bei Hochrisikogruppen könnte zu einer Verringerung unnötiger Klinikeinweisungen beitragen. Als weitgehend stabile klinische Prädiktoren haben sich bisher das Vorliegen einer psychotischen Störung (Hodgson, Lewis & Boardman, 2001), die Zahl früherer Einweisungen in die stationäre Psychiatrie (Montgomery & Kirkpatrick, 2002), die Medikamentencompliance und das Vorliegen von komorbidem Substanzmissbrauch (Hunt, Bergen & Bashir, 2002; Klinkenberg & Calsyn, 1996) erwiesen. Als wichtigster sozialer Prädiktor von Wiederaufnahmen gilt die soziale Unterstützung (Klinkenberg & Calsyn, 1996).

Es gibt jedoch auch eine Reihe uneinheitlicher oder widersprüchlicher Befunde zu den Prädiktoren von Wiederaufnahmen, was auf inhaltliche und methodische Schwächen zurückzuführen ist (Montgomery & Kirkpatrick, 2002). Beispielsweise sind die inhaltlichen Schwerpunkte und Voran-

Studie 1: Klinische und soziale Risikofaktoren für Wiederaufnahmen
nahmen über die Bedeutsamkeit spezifischer unabhängiger Variablen je nach Studie unterschiedlich. So wurde der Versorgungsbedarf von Patienten als Prädiktorvariable bisher nur vereinzelt berücksichtigt (Roick et al., 2004). Der Versorgungsbedarf erlaubt jedoch direkte Rückschlüsse, bei welchen spezifischen Problembereichen Handlungsbedarf vorliegt. Weiterhin wurde die soziale Unterstützung selten multivariat in Kombination mit weiteren sozialen und klinischen Variablen untersucht (Roick et al., 2004). Unserem Wissen nach ist keine multivariate Analyse bekannt, die alle oben genannten Prädiktorvariablen einschliesst. Damit bleibt die relative Bedeutung dieser Variablen für die Vorhersage des Wiederaufnahmerisikos unklar. Ein gravierendes methodisches Problem ist die uneinheitliche Operationalisierung von Wiederaufnahmen (Montgomery & Kirkpatrick, 2002). Die meisten bisherigen Studien bezogen sich auf die Zahl psychiatrischer Wiederaufnahmen, ohne diese genauer zu spezifizieren. Betrachtet man lediglich eine Summe von Wiederaufnahmen, bleibt unberücksichtigt, dass Prädiktorvariablen zeitabhängig und damit variabel sein können. Eine alternative, seltener genutzte Outcome-Variable ist die Zeit bis zur nächsten Wiederaufnahme (seit Klinikentlassung), die mittels unterschiedlicher methodischer Ansätze der Survivalanalyse untersucht wird. Schliesslich ist es problematisch, Frequent Users als Gesamtgruppe zu betrachten, ohne nach einzelnen Störungsbildern zu differenzieren (Kent & Yellowless, 1994).

Das Ziel unserer Untersuchung war die Vorhersage des Wiederaufnahmerisikos unter Berücksichtigung von vielversprechenden klinischen und sozialen Prädiktorvariablen (z. B. der Versorgungsbedarf oder die soziale Unterstützung). Wir untersuchten eine homogene Stichprobe schizophrener Patienten mit hohem Wiederaufnahmerisiko. Die statistischen Auswertungen erfolgten mittels unterschiedlicher Methoden der Survivalanalyse.

4.2 Material und Methode

4.2.1 Rekrutierung und Stichprobe

Die Datenerhebung erfolgte zwischen den Jahren 1992 und 1996 im Versorgungsgebiet Mannheim. Mannheim liegt im Südwesten Deutschlands und hatte zur damaligen Zeit etwa 320,000 Einwohner. Das Versorgungsgebiet galt weiterhin als Modellregion hinsichtlich der gemeindepsychiatrischen Versorgung. Zwei psychiatrische Kliniken waren für die stationäre Versorgung zuständig: Das Psychiatrische Zentrum Nordbaden (PZN) (früher bezeichnet als "Psychiatrisches Landeskrankenhaus (PLK)") und das Zentralinstitut für seelische Gesundheit. Beide Spitäler stellten während des Untersuchungszeitraumes zusammen etwa 200 Betten für Einwohner aus Mannheim zur Verfügung.

Studie 1: Klinische und soziale Risikofaktoren für Wiederaufnahmen
Teilnehmer der Studie waren schizophrene Patienten (ICD-10, F20) zwischen 18 und 65 Jahren. Die Studie begann zum Zeitpunkt der Entlassung aus einer der genannten psychiatrischen Kliniken (Indexaufenthalt).

Es wurden nur Patienten eingeschlossen, die mindestens zwei der folgenden Risikofaktoren für einen ungünstigen Krankheitsverlauf aufwiesen:

- allein, in betreutem Wohnheim oder mit Familie lebend (mindestens ein stationärer Aufenthalt während der vergangenen 12 Monate)
- ohne Einkommen (keine bezahlte Tätigkeit)
- frühes Erkrankungsalter (Erstkontakt mit einer psychiatrischen Einrichtung vor dem 25. Lebensjahr)
- aktuell vorliegender Alkohol- oder Drogenmissbrauch
- männliches Geschlecht
- unverheiratet, geschieden oder getrennt lebend.

Die genannten Faktoren wurden auf der Grundlage von unterschiedlichen Literaturbefunden ausgewählt (Riecher-Rössler, Rössler & Meise, 1995).

Die Beobachtungsperiode betrug 12 Monate, das Untersuchungsdesign war naturalistisch. Die Patienten wurden quartalsweise oder wöchentlich (je nach Erhebungsinstrument) durch geschulte Mitarbeiter (Psychologen oder Psychiater) persönlich befragt. Die Interviews erfolgten üblicher Weise bei den Patienten zu Hause, gelegentlich auch im Zentralinstitut für seelische Gesundheit.

Es wurden schliesslich 103 (56 %) von insgesamt 185 Patienten berücksichtigt, da sie die Einschlusskriterien erfüllten und bis zum Ende der Studie teilnahmen. Die verbleibenden 82 Personen wurden aus verschiedenen Gründen nicht einbezogen: 59 Patienten (72 %) verweigerten die Teilnahme, 21 (26 %) brachen ihre Studienteilnahme ab, ein Patient (1 %) starb, das Datum der ersten Wiederaufnahme fehlte für einen weiteren Patienten (1 %).

Die Patienten unterzeichneten eine Einverständniserklärung und erhielten 50 Euro für die Teilnahme. Die Untersuchung basierte auf dem Einverständnis der örtlichen Ethikkommission.

4.2.2 Erhebungsinstrumente

Die abhängige Variable war die Zeit bis zu einer Wiederaufnahme. Eine Zeitspanne von 52 Wochen wurde für die multivariaten statistischen Analysen (siehe 4.2.3) in 26 Zeitintervalle aufgeteilt (Zeitintervall 0 = 0-14 Tage; Zeitintervall 2 = 15-28 Tage etc.).

Das Instrument "Past History and Sociodemographic Description Schedule (PHSDS)" (World Health Organization, 1973) enthält allgemeine sowie gesundheitsspezifische Angaben über den Patienten und dessen Familie. Die folgenden soziodemographischen Variablen wurden in unserer Unter-

Studie 1: Klinische und soziale Risikofaktoren für Wiederaufnahmensuchung als potentielle Prädiktoren berücksichtigt: Alter, Geschlecht, Bildung (geringere Bildung: kein Realschulabschluss / kein Abitur; höhere Bildung: Realschulabschluss / Abitur). Weiterhin wurden einige der oben genannten Risikofaktoren als Dummy-Variablen in die Untersuchung einbezogen: Allein lebend (ja vs. nein), bezahlte Arbeit (ja vs. nein), geschieden / getrennt / ledig / verwitwet (ja vs. nein).

Der Fragebogen zur sozialen Situation (Kurzform) (SSQ-6) (Leppin, Quast & Sarason, 1986) liefert in einer Subskala Informationen über die Anzahl der Personen, die soziale Unterstützung in sechs verschiedenen Problembereichen anbieten (z. B. bei Niedergeschlagenheit oder einem Zustand der Verwirrung). Weiterhin wird der Patient nach der Art von Beziehung zu der unterstützenden Person befragt (z. B. Mutter, Freund, Arzt etc.). Die englische Originalversion des Fragebogens (SSQ) erwies sich sowohl in Bezug auf die Normalbevölkerung als auch in Bezug auf psychiatrische Patienten als intern konsistent und valide (Furukawa, Harai, Harai, Kitamura & Takashi, 1999).

Daten über die Psychopathologie wurden von Klinikern zu Beginn der Untersuchung mit der deutschen Version des strukturierten Interviews "Present State Examination (PSE-10)" erfasst, welches wiederum Teil eines umfassenden Interviews ist (Schedules for Clinical Assessment in Neuropsychiatry (SCAN)) (World Health Organization, 1992). Mittels eines Computerprogramms (CATEGO-5) wurden Scores zu 12 Symptombereichen generiert (z. B. Sprachdefizite, Denkstörungen, neurotische Symptome etc.) und ein Totalwert gebildet. Die Reliabilität des Interviews PSE-10 war in unterschiedlichen klinischen Settings zufriedenstellend (Wing et al., 1990).

Angaben zur Medikation - eine andere klinische Variable - basierte auf wöchentlichen Befragungen des Patienten, des Behandlers, einer Bezugsperson oder wurden aufgrund schriftlicher Informationen (z. B. Krankenakte) erhoben. War die Einnahme von Medikamenten fraglich oder unbekannt wurde dies als Missing-Wert registriert. Unterschiedliche Dummy-Variablen wurden in die Analysen einbezogen: Depotmedikation (ja vs. nein), Clozapin (ja vs. nein), und die Einnahme von Neuroleptika (ja vs. nein). Unsere Annahme war, dass die meisten Patienten ohne Einnahme verschriebener Neuroleptika nicht kompliant waren. Die Medikamentenangaben wurden zu zweiwöchigen Intervallen (siehe oben) zusammengefasst.

Weiterhin wurden folgende klinische Variablen in die Untersuchung einbezogen:
- Erkrankungsdauer (< Median vs. ≥ Median, PHSDS);
- Anzahl vorhergehender stationärer Aufnahmen in psychiatrische Kliniken (< Median vs. ≥ Median);
- Länge des Indexaufenthaltes in einer psychiatrischen Klinik (< Median vs. ≥ Median);
- früher Erstkontakt mit psychiatrischer Einrichtung (< Alter von 25 Jahren);
- gegenwärtiger Substanzmissbrauch (ja vs. nein).

Studie 1: Klinische und soziale Risikofaktoren für Wiederaufnahmen
Der Versorgungsbedarf wurde mit dem Instrument "MRC Needs for Care Assessment (NCA)" (Brewin, Wing, Mangen, Brugha & MacCarthy, 1987) erhoben. Dieses beinhaltet insgesamt 20 Items zu zwei Problembereichen: Krankheitssymptomatik und Verhaltensstörungen (z. B. produktive psychotische Symptoms, Medikamentennebenwirkungen) sowie soziale Fähigkeiten und Fertigkeiten (z. B. Körperpflege, einkaufen, Nahrungsaufnahme). Die Beurteilung der Funktionsfähigkeit und Angaben zur Behandlung gehen der Einschätzung des Bedarfsstatus (kein Bedarf, gedeckter / ungedeckter / undeckbarer Bedarf) voraus. Der Bedarfsstatus wurde von Personen eingeschätzt, die direkt mit der Betreuung des Patienten befasst waren (z. B. professionelle Behandler oder Angehörige). Bei Patienten mit chronischer Erkrankung zeigte das Instrument eine hervorragende Interraterreliabilität (Brewin et al., 1987). Weiterhin wurde das Instrument als praktikabel und klinisch relevant eingestuft (van Haaster, Lesage, Cyr & Toupin, 1994). Für diese Studie wurde nur der aktuelle Versorgungsbedarf berücksichtigt (während des vergangenen Monats), nicht jedoch der frühere oder mögliche zukünftige Versorgungsbedarf.

4.2.3 Statistische Analysen

Die Zeit bis zur Wiederaufnahme wurde mittels zweier unterschiedlicher methodischer Ansätze der Survivalanalyse untersucht: Kaplan-Meier und eine Form der Cox-Regression, die zeitabhängige Variablen berücksichtigt („Time Hazards Models") (Singer & Willett, 2003). Das Risiko einer Wiederaufnahme wurde durch die sogenannte Hazard Ratio bestimmt. Diese gibt das Risiko pro Zeiteinheit an, ein bestimmtes Ereignis (= Wiederaufnahme) zu erleben (Anzahl der Patienten mit Ereignis relativiert an der Anzahl der „Überlebenden" in der Gemeinde). Etwa 50 % der Patienten wurden als zensierte Fälle behandelt, da sie während des Erhebungszeitraumes nicht wieder in die psychiatrische Klinik aufgenommen wurden. Für diese Patienten wurde der gesamte Beobachtungszeitraum von 52 Wochen (= 26 Zeitintervallen) berücksichtigt. Bei der Kaplan-Meier-Methode lieferte der sogenannte Log-Rank-Test Informationen über signifikante Gruppenunterschiede. Der statistische Ansatz „Time Hazards Models" beinhaltete im Vergleich zur herkömmlichen Cox-Regression keine Proportionalitätsannahme. Wir untersuchten hiermit Haupteffekte und Interaktionseffekte zwischen einzelnen Prädiktorvariablen und dem Faktor Zeit (*log10*).

Einige Prädiktorvariablen wurden per Mediansplit dichotomisiert, um extreme Beobachtungen zu gruppieren. Zunächst wurden univariate Analysen zum Zeitpunkt 0 mittels Kaplan-Meier gemacht. Im zweiten Schritt wurde die Methode "Time Hazards Models" in univariaten und multivariaten längsschnittlichen Analysen verwendet. Die definitiven multivariaten Modelle enthielten nur Variablen, die univariat signifikant waren. Einbezogen wurden zeitunabhängige und zeitabhängige Prädiktorvariablen.

Studie 1: Klinische und soziale Risikofaktoren für Wiederaufnahmen

Für die finalen Analysen wurde der Datensatz gemäss einem „Person-Period Dataset" (Singer & Willett, 2003) aufbereitet. Dies resultierte in 1975 Beobachtungen mit 47 Wiederaufnahmen. Missingwerte wurden durch polynomiale Interpolation (bei intervallskalierten Variablen), oder durch Kopie der vorausgehenden Angaben (bei Dummy-Variablen) ersetzt.

Zum Zeitpunkt 0 ($N = 103$) gab es 1 % Missingwerte bei der Variable "Nationalität". Im (unbearbeiteten) Originaldatensatz mit quartalsweisen Erhebungen ($N = 384$) fehlten 2 % der Werte zum Versorgungsbedarfs und 18 % der Werte zur sozialen Unterstützung. Der Datensatz mit wöchentlichen Angaben zur Medikation ($N = 1975$) enthielt 2 % Missingwerte.

SPSS 15.0 wurde für die univariaten Analysen mit Kaplan-Meier verwendet, die übrigen Analysen erfolgten mit der Prozedur "PROC GENMOD" in SAS V 8.02.

4.3 Ergebnisse

4.3.1 Deskriptive Analysen

Innerhalb des Untersuchungszeitraums von 12 Monaten wurden 47 (45.6 %) von 103 Patienten wieder stationär in eine psychiatrische Klinik aufgenommen. Die durchschnittliche Anzahl der Wiederaufnahmen lag für die genannten 47 Patienten bei einem Median von 1 ($IQR = 2\text{-}1$). Tabelle 1 gibt einen Überblick über wesentliche Merkmale der Stichprobe. Patienten mit und ohne Wiederaufnahme während der Studie waren hinsichtlich der oben beschriebenen Risikofaktoren (siehe Methode) vergleichbar. Patienten mit Wiederaufnahme hatten eine geringere Bildung, eine höhere Zahl bisheriger stationärer psychiatrischer Klinikaufenthalte und eine kürzere Indexhospitalisation.

Deskriptive Analysen der Prädiktorvariablen über die Zeit sind in Abbildung 1 dargestellt. Wir berücksichtigten hier nur Originalwerte (ohne den Ersatz von Missings) und vier Zeitintervalle. Das letzte Zeitintervall (einschliesslich Woche 52) blieb unberücksichtigt, da für Patienten mit Wiederaufnahme nicht ausreichend viele Beobachtungen vorlagen. Dies deshalb, weil bei Patienten mit Wiederaufnahme nur die Messungen bis zum Ereignis berücksichtigt wurden. Die Zahl möglicher Beobachtungen sank folglich von $N = 47$ zum Zeitpunkt 0 auf $N = 11$ zum 4. Messzeitpunkt. Die Gesamtzahl der Messungen lag für diese Patienten bei $N = 104$. Bei Patienten ohne Wiederaufnahme gab es pro Messung maximal 56 Beobachtungen ($N = 224$). Der Anteil der Patienten mit klinischem Versorgungsbedarf blieb in beiden Patientengruppen (mit vs. ohne Wiederaufnahme) über die Zeit relativ stabil (mit Wiederaufnahme: 85.1 %, 82.1 %, 77.8 %, 90.0 %; ohne Wiederaufnahme: 67.9 %, 76.8 %, 70.0 %, 62.3 %). Die Einnahme von Neuroleptika blieb ebenfalls in beiden Gruppen über die Zeit stabil (mit Wiederaufnahme: 88.9 %, 92.9 %, 73.3 %, 90.9 %; ohne

Studie 1: Klinische und soziale Risikofaktoren für Wiederaufnahmen
Wiederaufnahme: 94.5 %, 96.4 %, 94.5 %, 92.7 %). Der Anteil der Personen mit viel (vs. wenig) sozialer Unterstützung sank bei Patienten mit Wiederaufnahme im Zeitverlauf um mehr als die Hälfte (50.0 %, 60.0 %, 20 %, 20 %). Der Anteil der Patienten mit viel sozialer Unterstützung blieb in der Gruppe der Patienten ohne Wiederaufnahme weitgehend stabil (68.8 %, 48.6 %, 70.0 %, 76.5 %).

4.3.2 Analysen zu Prädiktoren

Die Analyse der Prädiktorvariablen zum Zeitpunkt 0 mittels Kaplan-Meier ergab unterschiedliche signifikante Effekte. Die Variable "Bildung" war jedoch im Gegensatz zu anderen Variablen (siehe unten) nur zum Zeitpunkt 0 signifikant. (PHSDS; Median der Überlebenszeit = 50.0 Wochen). Eine geringere Bildung reduzierte die Zeit bis zur Wiederaufnahme.

Einige Variablen waren nur in univariaten Analysen (unter Betrachtung aller Messzeitpunkte) mittels der Methode "Time Hazards Model" signifikant, nicht jedoch in den multivariaten Analysen: Die Einnahme von Clozapin (*OR* = 0.39, *95 % CI* = 0.13-0.91) und ein hohes Mass an sozialer Unterstützung (SSQ-6; Median $\geq$ 12; *OR* = 0.53; *95 % CI* = 0.29-0.95) reduzierten das Wiederaufnahmerisiko. Ein Versorgungsbedarf hinsichtlich der produktiven psychotischen Symptomatik erhöhte das Wiederaufnahmerisiko (*OR* = 3.28; *95 % CI* = 1.83-5.91). Weiterhin gab es einen signifikanten Interaktionseffekt zwischen der Variable soziale Unterstützung und der Variable Zeit (*OR* = 0.51; *95 % CI* = 0.31-0.79). In Abbildung 2 ist dieser Interaktionseffekt dargestellt. Während das Risiko einer Wiederaufnahme für Patienten mit wenig sozialer Unterstützung konstant blieb, sank das Risiko bei Patienten mit viel sozialer Unterstützung im Verlauf der Zeit. Der Haupteffekt der Variable soziale Unterstützung war nicht mehr signifikant, wenn zusätzlich die Interaktion zwischen sozialer Unterstützung und Zeit in das Modell einbezogen wurde. Der Haupteffekt der Variable Zeit war lediglich ein Trend. Das Wiederaufnahmerisiko war kurz nach dem Indexaufenthalt am höchsten und nahm im Zeitverlauf ab (*OR* = 0.60; *95 % CI* = 0.35-1.13).

Tabelle 1 Studie 1: Klinische und soziale Risikofaktoren für Wiederaufnahmen

Merkmale der Stichprobe und Vergleich der Patienten mit und ohne Wiederaufnahme während des Untersuchungszeitraumes

Merkmale	Wiederaufnahme, nein $N = 56$		Wiederaufnahme, ja $N = 47$		Gesamtstichprobe $N = 103$	
	N	%	N	%	N	%
Alter (Mittelwert, Standardabweichung)	34.27	(10.37)	35.38	(9.74)	34.78	(10.05)
Geschlecht, Männer	37	66.1	26	55.3	63	61.2
Nationalität, deutsch	48	85.7	43	91.5	91	88.3
Unverheiratet, ja	54	96.4	45	95.7	99	96.1
Allein lebend, ja	43	76.8	41	87.2	84	81.6
Geringe Bildung, ja *	31	55.4	35	74.5	66	64.1
Keine Arbeit, ja	45	80.4	38	80.9	83	80.6
Früher Krankheitsbeginn, ja	28	50.0	28	59.6	56	54.4
Komorbider Substanzmissbrauch	5	8.9	7	14.9	12	11.7
Anzahl bisheriger Klinikaufenthalte (Median, *IQR*) *	5	(8-2)	7	(7-4)	6	(6-3)
Dauer der Indexhospitalisation (Tage; Median, *IQR*) *	78	(143-38)	47	(97-25)	62	(112-32)

Anmerkungen. Signifikanter Gruppenunterschied zwischen Patienten mit und ohne Wiederaufnahme ($p < 0.05$). Gruppenvergleiche wurden mit dem Chi-Quadrat-Test, dem T-Test (Alter) oder dem nichtparametrischen Mann-Whitney U-Test (Anzahl bisheriger Klinikaufenthalte, Dauer der Indexhospitalisation) gemacht.

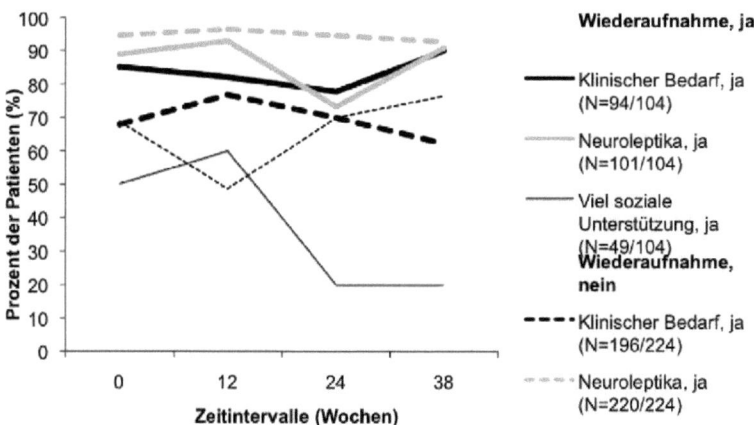

Abbildung 1. Prädiktorvariablen im Zeitverlauf: Klinischer Versorgungsbedarf, Einnahme von Neuroleptika und viel soziale Unterstützung (≥ 12 Personen; Median).

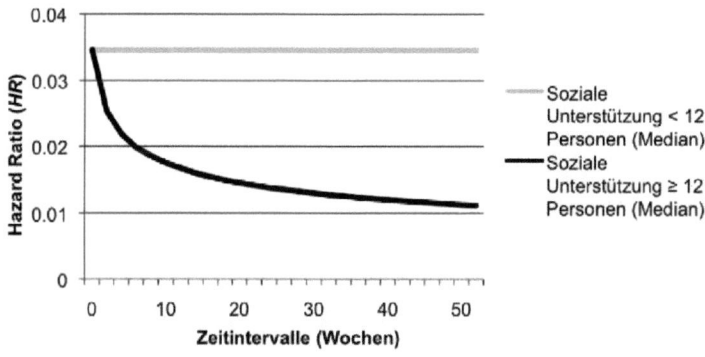

Abbildung 2. Wiederaufnahmerisiko pro Zeitintervall (Hazard Ratio): Interaktionseffekt zwischen der Variable soziale Unterstützung und der Variable Zeit (*log10*).

Wir berechneten zwei multivariate Modelle, die in Tabelle 2 dargestellt sind. Das erste Modell (Modell 1) beinhaltete den globalen Versorgungsbedarf (ohne nach spezifischen Problemen zu differenzieren). Das zweite Modell (Modell 2) berücksichtigte als Ergänzung spezifische Problembereiche. In Modell 1 sagte ein höherer (gedeckter) klinischer Versorgungsbedarf ein höheres Wiederaufnahmerisiko vorher. In Modell 2 beeinflussten spezifische Probleme das Wiederaufnahmerisiko

Studie 1: Klinische und soziale Risikofaktoren für Wiederaufnahmen

ebenfalls positiv, während die Interaktion der Variablen soziale Unterstützung und Zeit einen negativen Einfluss hatte. Die Einnahme von Neuroleptika reduzierte das Wiederaufnahmerisiko in beiden Modellen.

4.4 Diskussion

Die Prävention von Wiederaufnahmen in die psychiatrische Klinik bleibt eine wichtige Herausforderung für die betroffenen Patienten und deren Umfeld sowie für das Versorgungssystem. Besseres Wissen über die Prädiktoren von Wiederaufnahmen in die psychiatrische Behandlung ist dringend erforderlich. Daher versuchten wir, einige zentrale Punkte zu berücksichtigen. Die Studie beinhaltet:

- einen multivariaten Untersuchungsansatz, der sich zur Analyse von Langzeitdaten eignet und eine klare Definition von Wiederaufnahmen einschliesst
- eine direkte Messung des Versorgungsbedarfes
- die Berücksichtigung der Variable soziale Unterstützung
- eine homogene Stichprobe von Patienten mit Schizophrenie.

Unsere Studie ergab drei wichtige Befunde: Zunächst erhöhten Variablen des Versorgungsbedarfs das Wiederaufnahmerisiko. Weiterhin reduzierte die Medikamentencompliance die Wahrscheinlichkeit einer Wiederaufnahme. Die soziale Unterstützung wirkte ebenfalls protektiv, allerdings erst im Zeitverlauf.

Ein Teil der in der Literatur genannten Einflussfaktoren (Compliance, soziale Unterstützung) konnte in unserer multivariaten Analyse bestätigt werden. Die Ergebnisse zeigen, dass sowohl klinische als auch soziale Faktoren eine Rolle bei der Vorhersage des Wiederaufnahmerisikos spielen. Dies steht im Einklang mit anderen Forschungsbefunden (Roick et al., 2004).

Entgegen unseren Erwartungen wirkten sich komorbider Substanzmissbrauch und die Anzahl vorangegangener Hospitalisierungen nicht signifikant auf das Wiederaufnahmerisiko aus. Auch die Aufenthaltsdauer der vorausgehenden Indexhospitalisation sagte das Risiko einer Wiederaufnahme nicht vorher.

Tabelle 2 Studie 1: Klinische und soziale Risikofaktoren für Wiederaufnahmen

Prädiktoren von Wiederaufnahmen: Multivariate longitudinale Modelle

Prädiktorvariablen	OR	95 % CI
		Modell 1 §
Konstante	0.04	0.02-0.07 ***
Medikation		
Einnahme der Neuroleptika, ja	0.17	0.09-0.37 ***
Globaler Versorgungsbedarf		
Klinischer Bedarf (gedeckt)	1.75	1.39-2.20 ***
		Modell 2 §
Konstante	0.05	0.02-0.10 ***
Medikation		
Einnahme der Neuroleptika, ja	0.20	0.10-0.43 ***
Spezifischer Versorgungsbedarf		
Negativsymptome, ja	2.61	1.39-5.07 **
Selbst- oder Fremdgefährdung, ja	3.57	1.39-8.02 **
Geschäftsunfähigkeit, ja	2.51	1.26-4.84 **
Soziale Unterstützung (≥ 12 Personen, Median)		
Haupteffekt	1.64	0.54-4.28
Interaktionseffekt mit der Variable Zeit (*log10*)	0.42	0.19-1.01 *

Anmerkungen. * $p < 0.05$, ** $p < 0.01$, *** $p < 0.0001$. *95 % CI*: 95 % Konfidenzintervall. *OR* = Odds Ratio.
§ Pearson $\chi^2 = 0.97$ (Modell 1), Pearson $\chi^2 = 1.03$ (Modell 2).
$N = 1975$ Beobachtungen; Ereignis = Wiederaufnahme ($N = 47$); Modell 1 berücksichtigte den globalen Versorgungsbedarf, Modell 2 berücksichtigte spezifische Probleme.

Studie 1: Klinische und soziale Risikofaktoren für Wiederaufnahmen

In unserer Untersuchung stieg das Wiederaufnahmerisiko bei zunehmendem Versorgungsbedarf. Die Bedarfsdeckung, also die ambulante Behandlung bestehender Probleme, war für das Wiederaufnahmerisiko nicht entscheidend. Das Wiederaufnahmerisiko verdoppelte oder verdreifachte sich bei Vorliegen spezifischer Probleme. Ein besonders starker Einflussfaktor war eine eingeschränkte Funktionsfähigkeit aufgrund von selbst- oder fremdgefährdendem Verhalten. Suizidgedanken als Vorläufer von selbstgefährdendem Verhalten erklärten in einer Untersuchung zu „Frequent Users" knapp 50 % der Aufnahmen in die Psychiatrie (Kent & Yellowless, 1994). Eine Einschränkung der Alltagsbewältigung durch Negativsymptome wirkte sich ebenfalls ungünstig aus. Es ist bekannt, dass Negativsymptome durch Neuroleptika schwieriger zu behandeln sind als Positivsymptome. Eine eingeschränkte Geschäftsfähigkeit oder Geschäftsunfähigkeit schliesslich weist auf einen hohen Grad der Chronifizierung der psychischen Beeinträchtigung hin.

Gemäss unseren Ergebnissen reduzierte die Medikamentencompliance das Wiederaufnahmerisiko um etwa 80 %. Noncompliance wird unter anderem mit mangelnder Effektivität und Medikamentennebenwirkungen in Zusammenhang gebracht (Vorunganti, Baker & Awad, 2008). Offensichtlich spielen hierbei aber auch von der Medikation unabhängige Faktoren eine Rolle (z. B. Einstellungen). Nur so ist es zu erklären, warum sich die Medikamentencompliance seit Einführung der atypischen Neuroleptika nur marginal verbessert hat (Vorunganti et al., 2008).

In unserer Studie wurde kein signifikanter Einfluss von Depotmedikamenten auf das Rückfallrisiko nachgewiesen. Möglicherweise kann die Depotmedikation bei besonders schwer beeinträchtigten Patienten erst nach einer längeren Zeitperiode Rückfälle verhindern.

Weiterhin fanden wir zwei Zeiteffekte, wobei einer dieser Effekte nur ein Trend war. In einem der untersuchten multivariaten Modelle sank das Wiederaufnahmerisiko bei Patienten mit einem grossen sozialen Netzwerk im Verlauf der Zeit. Offensichtlich sind Patienten unmittelbar nach der Entlassung aus der psychiatrischen Klinik in das bisherige Lebensumfeld nicht in der Lage, ihre sozialen Kontakte zu nutzen. Im Zeitverlauf wirkt das soziale Netzwerk aber protektiv. Weiterhin waren Wiederaufnahmen tendenziell in den ersten Wochen nach vorausgegangener Klinikentlassung besonders wahrscheinlich, was auf eine Subgruppe von besonders „gefährdeten" Patienten hinweist.

Die oben beschriebenen Befunde haben wichtige Implikationen für die ausserstationäre Versorgung von schizophrenen Patienten. Zunächst stellt sich die Frage nach der Versorgungsqualität, da die Inanspruchnahme von ambulanten Versorgungsangeboten offensichtlich nicht zur Vermeidung von Wiederaufnahmen beigetragen hat. Auch wenn das Untersuchungsgebiet Mannheim bereits in den neunziger Jahren über ein umfassendes gemeindepsychiatrisches Versorgungsangebot verfügte, ist offen, ob erforderliche Massnahmen in der akuten Krankheitsphase tatsächlich erfolgt sind. So nehmen Patienten vor Beginn einer stationären Behandlung häufig keine adäquate psychiatrische

Studie 1: Klinische und soziale Risikofaktoren für Wiederaufnahmen oder psychotherapeutische Behandlung in Anspruch (Haberfellner, 2009). Unsere Befunde implizieren, dass sich die Qualität ambulanter Massnahmen zur Behandlung von Patienten im fortgeschrittenen Krankheitsstadium und in einer akuten Krankheitsphase verbessern muss. Dies betrifft insbesondere die Behandlung klinischer Probleme und sozialer Fertigkeiten und die Medikamentencompliance. Symptomatik und Psychopathologie werden durch kognitiv-behaviorale Therapieansätze (KBT) reduziert (Patterson & Leeuwenkamp, 2008). Soziale Fertigkeiten werden durch spezifische Social Skills-Trainings gefördert, wobei die Alltagsübertragung gelernter Fertigkeiten wichtig ist (Kopelowitz, Liberman & Zarate, 2006). Interventionen, die edukative, behaviorale und affektive Strategien berücksichtigen wirken sich günstig auf die Medikamentencompliance aus (Dolder, Lacro, Leckband & Jeste, 2003). Eine Therapieform, die Psychoedukation und Verhaltenstherapie kombiniert (Psychoedukation und Bewältigungsorientierte Therapie), zeigte in einer aktuellen Studie einen direkten negativen Einfluss auf die Zahl der Rehospitalisierungen schizophrener Patienten (Haller et al., 2009).

Neben solchen spezifischen Interventionen stellt sich gerade bei Patienten mit häufigen Wiederaufnahmen die Frage nach geeigneten Versorgungsstrukturen. In Deutschland existieren gesetzliche Grundlagen für Massnahmen zur integrierten Versorgung, wobei solche Massnahmen noch nicht flächendeckend eingesetzt werden. Das betrifft z. B. die Soziotherapie als Baustein einer integrierten Versorgung, deren Wirksamkeit in unterschiedlichen Studien belegt wurde (Hinterhuber & Meise, 2008; Rössler & Theodoridou, 2006). Modellprojekte, die eine stärkere Vernetzung von Versorgungsangeboten anstreben, liefern ebenfalls wichtige Anhaltspunkte zur Prävention von Wiederaufnahmen. So gibt es Hinweise darauf, dass ambulante Komplexleistungen eine stationäre Vollversorgung teilweise ersetzen können (Schmidt-Kraepelin, Janssen & Gaebel, 2009). Das Erlernen von Copingstrategien wirkte sich in dieser Untersuchung besonders günstig aus.

Die Stärken und Schwächen unserer Studie liegen in dem zugrunde liegenden Datensatz. Als Stärken sind zu nennen, dass es sich um einen Langzeitdatensatz mit hoher ökologischer Validität handelt, der eine Vielzahl von Variablen enthält und an einer homogenen Stichprobe erhoben wurde. Eine Schwäche liegt darin, dass der Datensatz in den 1990er Jahren erhoben wurde und damit Veränderungen hinsichtlich der Aufenthaltsdauer oder der Medikation nicht berücksichtigt. Weiterhin sind die Ergebnisse möglicherweise nur auf Patienten im fortgeschrittenen Krankheitsstadium und auf Versorgungsgebiete vergleichbar mit Mannheim übertragbar. Schliesslich bleibt die Frage, ob der Fragebogen Needs for Care Assessment (NCA) die Bedarfsdeckung adäquat abbildet. Dennoch liefern die Ergebnisse unserer Studie wichtige Anhaltspunkte, die in zukünftigen Untersuchungen überprüft werden können.

Zusammenfassend weisen unsere Ergebnisse darauf hin, dass einige Wiederaufnahmen in die

Studie 1: Klinische und soziale Risikofaktoren für Wiederaufnahmen psychiatrische Klinik potentiell vermeidbar gewesen wären. Die Prävention von Wiederaufnahmen sollte sowohl die Erkrankung als auch die soziale Situation der Patienten berücksichtigen.

4.5 Literaturverzeichnis

Brewin, C. R., Wing, J. K., Mangen, S. P., Brugha, T. S. & MacCarthy, B. (1987). Principles and practice of measuring needs in the long-term mentally ill: the MRC needs for care assessment. *Psycholological Medicine,* 17, 971-981.

Dolder, C., Lacro, J., Leckband, S. & Jeste, D. V. (2003). Interventions to improve antipsychotic medication adherence: review of recent literature. *Journal of Clinical Psychopharmacology,* 23, 389-399.

Furukawa, T. A., Harai, H., Harai, T., Kitamura, T. & Takashi, K. (1999). Social Support Questionnaire among psychiatric patients with various diagnoses and normal controls. *Social Psychiatry and Psychiatric Epidemiology,* 34, 216-222.

Haberfellner, E. M. (2009). Stationäre Rehabilitation versus gemeindenahe psychiatrische Rehabilitation - Überlegungen zur Indikationsfrage. *Neuropsychiatrie,* 23, 1-3.

Haller, C., Andres, K., Hofer, A., Hummer, M., Gutweniger, S., Kemmler, G., Pfammatter, M. & Meise, U. (2009). Psychoedukation und bewältigungsorientierte Gruppentherapie für SchizophreniepatientInnen. *Neuropsychiatrie,* 23, 174-183.

Hinterhuber, H. & Meise, U. (2008). Keine moderne Psychiatrie ohne Sozialpsychiatrie. *Neuruopsychiatrie,* 22, 148-152.

Hodgson, R. E., Lewis, M. & Boardman, A. P. (2001). Prediction of readmission to acute psychiatric units. *Social Psychiatry and Psychiatric Epidemiology,* 36, 304-309.

Hunt, G. E., Bergen, J. & Bashir, M. (2002). Medication compliance and comorbid substance abuse in schizophrenia: impact on community survival 4 years after relapse. *Schizophrenia Research,* 54, 253-264.

Kent, S. & Yellowless, P. (1994). Psychiatric and social reasons for frequent rehospitalization. *Hospital & Community Psychiatry,* 45, 347-350.

Klinkenberg, W. D. & Calsyn, R. J. (1996). Predictors of receipt of aftercare and recidivism among persons with severe mental illness: a review. *Psychiatric Services,* 47, 487-496.

Kopelowitz, A., Liberman, R. & Zarate, R. (2006). Recent advantages in social skills training for schizophrenia. *Schizophrenia Bulletin,* 32, 12-23.

Leppin, A., Quast, H. & Sarason, I. (1986). Fragebogen zur sozialen Unterstützung (Kurzform) SSQ-6. In R. Schwarzer (Hrsg.), *Skalen zur Befindlichkeit und Persönlichkeit* (S. 195-201). Berlin: Freie Universität.

Meise, U., Wancata, J. & Hinterhuber, H. (2008). Psychiatrische Versorgung in Österreich: Rückblick - Entwicklungen - Ausblick. *Neuropsychiatrie,* 22, 230-242.

Montgomery, P. & Kirkpatrick, H. (2002). Understanding those who seek frequent psychiatric hospitalizations. *Archives of Psychiatric Nursing,* 16, 16-24.

Patterson, T. & Leeuwenkamp, O. R. (2008). Adjunctive psychosocial therapies for the treatment of schizophrenia. *Schizophrenia Research,* 2008, 108-119.

Riecher-Rössler, A., Rössler, W. & Meise, U. (1995). Der Verlauf schizophrener Psychosen - Was wissen wir 100 Jahre nach Kraepelin? In H. Hinterhuber & W. Fleischhacker (Hrsg.), *Die Behandlung der Schizophrenien: State of the Art.* Innsbruck: Verlag Integrative Psychiatrie.

Roick, C., Heider, D., Kilian, R., Matschinger, H., Toumi, M. & Angermeyer, M. C. (2004). Factors contributing to frequent use of psychiatric inpatient services by schizophrenia patients. *Social Psychiatry and Psychiatric Epidemiology,* 39, 744-751.

Rössler, W. & Theodoridou, A. (2006). Neue Versorgungsmodelle in der Psychosebehandlung. *Nervenarzt,* 77, 111-120.

Salize, H., Rössler, W. & Becker, T. (2007). Mental health care in Germany. Current state and trends. *European Archives of Psychiatry and Clinical Neuroscience,* 257, 92-103.

Schmidt-Kraepelin, C., Janssen, B. & Gaebel, W. (2009). Prevention of rehospitalization in schizophrenia: results of an integrated care project in germany. *European Archives of Psychiatry and Clinical Neuroscience,* 259, 205-212.

Singer, J. D. & Willett, J. B. (2003). *Applied longitudinal data analysis. Modeling change and event occurrence.* Oxford: Oxford University Press, Inc.

Van Haaster, I., Lesage, A. D., Cyr, M. & Toupin, J. (1994). Further reliability and validity studies of a procedure to assess the needs for care of the chronically mentally ill. *Psychological Medicine,* 24, 215-222.

Vorunganti, L. P., Baker, L. K. & Awad, A. G. (2008). New generation antipsychotic drugs and compliance behaviour. *Current Opinion in Psychiatry,* 21, 133-139.

Wing, J. K., Barbor, T., Brugha, T. S., Burke, J., Cooper, J. E., Giel, R. & Muster, H. (1990). SCAN. Schedules for Clinical Assessment. *Archives of General Psychiatry,* 47, 589-593.

World Health Organization. (1973). *Report of the International Pilot Study of Schizophrenia (IPSS).* Geneva: Author.

World Health Organization. (1992). *SCAN - Schedules for Clinical Assessment in Neuropsychiatry*. Geneva: Author.

STUDIE 2

5. LENGTH OF STAY BY ICD-BASED DIAGNOSTIC GROUPS AS BASIS FOR THE REMUNERATION OF PSYCHIATRIC INPATIENT CARE IN SWITZERLAND?[3]

Abstract

Introduction: In an attempt to analyse whether ICD-based diagnostic groups are an appropriate approach to the remuneration of Swiss psychiatric inpatient care, we investigated whether resource consumption in terms of length of stay can be predicted by diagnostic groups as well as by sociodemographic, clinical and admission-specific variables.

Methods: Data of 30,616 inpatients referred to psychiatric hospitals of a defined catchment area in Switzerland between 1997 and 2003 were analysed.

Results: The median of the length of inpatient stay is 23 days, with significant variation between and also within diagnostic groups. Patients with substance use or adjustment disorders spent the shortest time in inpatient care, while those with an organic or eating disorder remained the longest time in the hospital. Analyses of covariance showed that ICD-based diagnostic groups alone accounted for only 9 % of the variance of the logarithmised length of stay. The amount of explained variance was significantly improved by additionally including sociodemographic, clinical and admission-specific variables. Further, investigating interaction terms alongside main effects significantly improved the explained variance to an amount of 20 %.

Conclusions: Diagnostic groups - even if sociodemographic, clinical and admission-specific variables are included - cannot sufficiently predict length of stay to serve as basis for the financial remuneration of Swiss psychiatric inpatient care. These results confirm findings of other international studies. Future research is needed to detect variables that adequately explain resource consumption.

Keywords: Length of stay, psychiatry, psychiatric disorder, severity of illness, diagnosis related groups, DRGs, predictors, costs

---

[3] Literaturangabe: Warnke, I. & Rössler, W. (2008). Length of stay by ICD-based diagnostic groups as basis for the remuneration of psychiatric inpatient care in Switzerland? *Swiss Medical Weekly,* 138, 520-527.

Studie 2: Length of stay by ICD-based groups
5.1 Introduction

Although length of stay has decreased considerably in Swiss psychiatry over the last ten years, in 2004 it was still 45 days on average. This is long compared with international data (Organisation for Economic Co-operation and Development, 2006). 20 % of psychiatric inpatients are even treated for a mean of 82 days. This has costs implications because psychiatric hospitals are currently paid on a daily basis per patient, i.e. the longer a patient is treated in hospital the more profitable for the hospital. Longer inpatient stays also decrease the risk of bed vacancies. All these advantages from the hospital viewpoint are undesirable from a health policy perspective.

Today some 16 % of all health care expenditures in Switzerland is accounted for by mental health care (Jäger, Sobocki & Rössler, 2008), and mental health care expenditures are on the rise. In psychiatry, inpatient costs increased by 18 % between 1998 and 2002, to 568 million, whereas costs for outpatient care rose by only 14 %, to CHF 354 million (Sturny, Cerboni, Christen & Meyer, 2004). The rise in costs in inpatient psychiatry is accompanied by high and rising psychiatric hospitalization rates (Meyer & Hell, 2004). In 2006, 11,045 psychiatric inpatients were treated in the Canton of Zurich, compared with 6,190 in 1997 (Warnke, Hamel & Rössler, 2007) Only admission rates (expressed as the number of persons hospitalised per 1,000 population) of schizophrenic patients have declined from 7.3 to 2.2 since the 1990s (Lay, Nordt & Rössler, 2007). Inpatient care in general always demands a large proportion of the total health care costs (Sturny, 2004), and policy makers and other stakeholders have an overwhelming interest in controlling these costs. Alternative remuneration systems are therefore under discussion in the Swiss health care system in general and in psychiatry in particular.

Internationally, the debate centres chiefly on so-called "diagnosis related groups (DRGs)" as a means of gaining control over current inpatient care remuneration systems on a daily basis. DRGs are a patient classification system which defines clinically meaningful groups that are reputed to generate similar costs (Fischer, 2004). One example is the German G-DRG version (Institut für das Entgeltsystem im Krankenhaus GmbH (InEK), 2007), which is based on the Australian refined AR-DRG-system (Australian Government, Department of Health and Aging, 2006), and which has been used exclusively in somatic hospitals since 2003. However, inpatient mental health care is currently excluded from remuneration by DRGs. Nevertheless, G-DRG contains groupings based on psychiatric disorders and medical procedures. Every treatment episode (save exceptional cases) is first assigned to one of the 23 "main diagnostic groups (MDC)". MDC 19 covers "psychiatric disorders" and MDC 20 "alcohol and drug-related disorders". Final groupings result in 16 psychiatric DRGs and 7 drug- and alcohol-related DRGs (Institut für das Entgeltsystem im Krankenhaus GmbH (InEK), 2007). Overall there are 1,137 G-DRGs. G-DRGs should differ in resource consumption,

Studie 2: Length of stay by ICD-based diagnostic groups

complexities and comorbidities (patient complexity levels (PCCLs)), age, length of stay, main diagnosis and other characteristics (Fischer, 2007). In general, a case-based lump-sum for G-DRGs is based on a cost-weight and mean length of stay (Institut für das Entgeltsystem im Krankenhaus GmbH (InEK), 2007). This means that treating a patient longer than defined by the respective DRG is not cost-effective for the hospital (Fritze, 2001). Introduction of DRGs in somatic hospitals has reduced length of stay and costs internationally (Rochell & Roeder, 2002).

Whereas non-psychiatric DRGs explain some 40 % of the variance of the length of stay (Taube, Lee & Forthofer, 1984), psychiatric DRGs developed for somatic medicine could only explain 2-8 % of psychiatric patients' length of stay (Phelan & McCrone, 1995; Schumacher, Namerow, Parker, Fox & Kofie, 1986). Accordingly, psychiatric DRGs formed for somatic hospitals were found to be too heterogenous in terms of length of stay in general (Ben-Tovim & Elzinga, 1994; Frank & Lave, 1985) and in psychiatric settings (Stoskopf & Horn, 1992). However, DRGs specially developed for psychiatriy and evaluated in psychiatric hospitals explained between 30 % and 50 % of the variance in length of stay (Andreas, Dirmaier, Koch & Schulz, 2003). Whereas a psychiatric main diagnosis only explains a small amount of the variance in the length of stay (Creed, Tomenson, Anthony & Tramner, 1997; Taube, Goldman & Lee, 1988), further important explanatory variables of the length of stay in psychiatry are "number of previous hospitalisation" (Blais et al., 2003; Huntley, Cho, Christman & Csernansky, 1998; Schumacher et al., 1986), "involuntary committal" (Faulkner, Tobin & Weir, 1994; Schumacher et al., 1986) and "level of functioning" (Blais et al., 2003). Additionally, those DRGs specifically developed for psychiatric institutions include variables such as "social support" "severity of illness" and "course of treatment" (Andreas et al., 2003).

This study aims to explore whether ICD-based diagnostic groups, alongside sociodemographic, clinical and admission-specific variables can explain length of stay of Swiss psychiatric inpatients. In this regard we set out to analyse whether ICD-based groups and other variables are appropriate criteria by which to develop remuneration systems such as case-based lump sums on the basis of length of stay.

5.2 Methods

5.2.1 Catchment area and central psychiatric register

The Canton of Zurich comprises some 1.2 million inhabitants and is a mixed urban-rural area. All Swiss cantons consecutively collect sociodemographic, diagnostic and treatment-related data of psychiatric inpatients at admission and at discharge. These psychiatric records are part of a central

Studie 2: Length of stay by ICD-based diagnostic groups

psychiatric register. The attending physician documents the patient data on a standardized questionnaire guided by a manual (Psychiatric University Hospital Zurich, 2007). No information is available on the reliability and validity of these clinical ratings. The register includes only data on clinical episodes, not patients i.e. cases, although the two terms are used interchangeably in this article.

5.2.2 Sample

37,864 inpatients were admitted to psychiatric inpatient care between 1997 and 2003 and met the following inclusion criteria: age 18 years and over, length of stay between 3 days and 365 days, and main diagnosis by ICD-10 (Weltgesundheitsorganisation, 1993) between F00-F69 (see table 1). 76 (0.2 %) of the 37,864 inpatients were excluded because of an uncommon diagnostic category ($n \leq 26$). Hence the following seven diagnostic categories could not be analysed: Some forms of depression (ICD-10, F38, F39), neurotic disorders (ICD-10, F48), several behavioural disorders (ICD-10, F51, F52, F53, F54) and disorders of sexual identity (ICD-10, F64). 30,616 (81 %) of the remaining 37,788 patients had a complete dataset and were included in statistical analyses (for comparison of both samples concerning sociodemography see Table 2). 15,668 (51 %) of the 30,616 cases were admitted for the first time, 15008 (49 %) were readmitted.

All patients analysed were admitted to the six psychiatric hospitals in the Canton of Zurich, each serving for a defined catchment area in the canton. All the hospitals included treat the whole spectrum of psychiatric diagnoses. Specialised and private psychiatric hospitals were not included.

All senior house officers of the hospitals included attend a centralised advanced training programme. Further, senior physicians regularly supervise their medical activities as well as the documentation of the data required for the central case register.

5.2.3 Data

Sociodemographic characteristics such as age, gender, marital status, vocational status at admission (full-time employment vs. part-time employment vs. unemployed vs. otherwise not working because of disability, apprenticeship, retirement etc.) as well as housing situation at admission (living alone vs. living with others vs. living in institution vs. homeless) were analysed.

Clinical variables include the main diagnostic categories which were built on the basis of ICD-10 (Weltgesundheitsorganisation, 1993) by the judgement of experienced senior psychiatrists. The aim was to define groups which are clinically homogenous. Table 1 lists all 21 categories which we included in subsequent analyses. The classification of substance disorders is based on subsequent considerations: disorders due to stimulants (ICD-10, F15) are chiefly related to amphetamines, which are illegal. Disorders due to sedatives (ICD-10, F13) are chiefly related to legally prescribed

Studie 2: Length of stay by ICD-based diagnostic groups

benzodiazepines. Consumption of multiple substances (ICD-10, F19) is classified as a separate group since legal and illegal substances are included. Further clinical variables were the following two categories of secondary diagnosis: substance use disorder (ICD-10, F1, coded by 0 = no disorder, 1 = one disorder, 2 = two disorders, 3 = at least three disorders) and other psychiatric disorders (ICD-10, F0-F9, coded by 0 = no disorder, 1 = one disorder, 2 = two disorders, 3 = at least three disorders). Secondary somatic

disorders, secondary neurological disorders or other factors like psychosocial problems included in ICD-10 are not considered in our analyses since these categories did not exceed 3 % of all cases. The severity of the disorder at admisson was measured by the "Clinical Global Impressions (CGI)" scale (Collegium Internationale Psychiatriae Scalarum, 1986) included in the documentation system used in this study (coded as 0 = not ill to 6 = extremely ill).

Admission-specific variables cover the number of readmissions to the same psychiatric hospital, whether the patient had been hospitalised in another psychiatric hospital of the canton before (yes vs. no), the person or institution who initiated the admission (e.g. professional, self-referral etc.) and compulsory admission (yes vs. no). We checked for psychiatric hospital and year of admission (1997 to 2003).

Due to missing values or codings of 'situation not known', 'other situation' or 'not assessed' some of the variables do not sum up to $n = 37,788$. There were no missings concerning age and gender, 485 missings concerning marital status, 220 missings concerning vocational status, 1,408 missings concerning living situation, 351 missings concerning severity of disorder, 435 missings concerning readmission, 4,683 missings concerning admission to another psychiatry before, 531 missings concerning compulsory admission and 344 missings concerning manner of referral. There was no possibility of coding "no secondary disorder", hence missing values represent "no secondary substance disorder" and "no secondary other psychiatric disorder". [4]

5.2.4 Statistical analyses

We used a multivariate analysis of covariance and conducted the procedure "univariate general linear model" to examine predictors of the length of inpatient stay. Length of inpatient stay was expressed as the number of days until discharge. The logarithm of the length of stay was approximately normally distributed and was used as dependent variable. In the first model we only included ICD-based diagnostic groups as explanatory variable. In the second model we examined the main-effects of all clinical, sociodemographic and admission-specific variables by including all variables in the

---

[4] Bemerkung: Dieser Textabschnitt gehört zu "Table 2" und wird aus Platzgründen hier wiedergegeben.

Studie 2: Length of stay by ICD-based diagnostic groups

model simultaneously. In a third step we expanded the second model by analysing the interaction effects between the main diagnosis and all other independent variables. Finally we conducted likelihood ratio tests and compared the first and the second model and the third and the second model. The results of the analyses of covariance and of the likelihood ratio tests (using software "R" (R Development Core Team, 2007)) are presented in table 3. In table 4 the back transformed data (*EXP (B)*, *EXP (95 % CI)*) along with the corresponding 95 % confidence interval (*EXP (95 % CI)*) are shown for one of the three models. Those values represent the geometric mean of the length of stay in days and multiplicative effects. SPSS 15.0 software package for Windows was used (SPSS Inc, 2007).

The intercept is based on the following reference categories: severity of disorder = moderately ill (vs. no disorder to extremely ill), ICD-based groups = monopolar depression (ICD-10, F32, F33) (vs. other ICD-based groups), gender = female (vs. male), marital status = married (vs. separated, divorced, widowed), living situation = living with others (vs. living alone, living in institution, homeless, working status = full-time employed (vs. part-time employed, unemployed, otherwise not working), secondary substance disorder = no (vs. one, two, at least three disorders), other secondary psychiatric disorder = no (vs. one, two, at least three disorders) way of referral patient (vs. by professional, near person, public authority, other psychiatry), type of admission = voluntary (vs. compulsory), admitted to another psychiatry before no (vs. yes), year of admission 2003 (vs. 1997 to 2002), psychiatric hospital 6 (vs. others). The variables age and readmission were used as covariates. [5]

5.3 Results

5.3.1 Demographic characteristics

We compared the 30,616 patients finally included in the statistical analysis and the 37,788 patients meeting inclusion criteria (see table 2). The 30,616 patients were more often employed full-time and, in a lower percentage, were otherwise not working (due to disability, retirement etc.). The 30,616 patients more frequently lived with others than in an institution and were less frequently compulsorily admitted than the 37,788 patients.

---

[5] Bemerkung: Dieser Textabschnitt gehört zu "Table 4" und wird aus Platzgründen hier wiedergegeben.

Studie 2: Length of stay by ICD-based diagnostic groups

5.3.2 Clinical and admission-specific characteristics

Table 1 shows that the most frequent disorders for the 37,788 and the 30,616 patients were substance abuse (ICD-10, F1, 27 %), psychotic disorders (ICD-10, F2, 25 % for the 37,788 patients vs. 24 % for the 30,616 patients) and affective disorders (ICD-10, F3, 21 % for the 37,788 patients vs. 22 % for the 30,616 patients). We compared both samples with respect to frequency of the ICD-based diagnostic groups. There are differences with respect to frequency of schizophrenia (ICD-19, F20), a delusional disorder (ICD-10, F21, F22, F24) and the diagnostic group monopolar depression (ICD-10, F32-F33). The 30,616 patients differ from the 37,788 patients concerning the number of readmissions.

Table 1

Comparison of patients meeting inclusion criteria and patients included in statistical analyses: ICD-based groups

		$n = 37,788$	$n = 30,616$
Diagnostic groups	ICD-10-Code	*n (%)*	*n (%)*
Dementia	F00-F03	2,507 (7)	1,999 (7)
Delirium	F05	153 (0)	120 (0)
Other organic disorders	F04, F06, F07, F09	599 (2)	470 (2)
Substance disorder - legal substances	F10, F13, F17, F18	4,929 (13)	3,982 (13)
Substance disorder - illegal substances	F11, F12, F14, F15, F16	2,202 (6)	1,922 (6)
Multiple substance disorder	F19	2,949 (8)	2,406 (8)
Schizophrenia	F20	5,574 (15)	4,204 (14)
Delusional disorder	F21, F22, F24	560 (2)	430 (1)
Schizoaffective disorder	F25	1,914 (5)	1,516 (5)
Other psychotic disorders	F23, F28, F29	1,390 (4)	1,081 (4)

Continued on the next page

Studie 2: Length of stay by ICD-based diagnostic groups

		n = 37,788	n = 30,616
Diagnostic groups	ICD-10-Code	n (%)	n (%)
Mania	F30	230 (1)	182 (1)
Bipolar disorder	F31	1,434 (4)	1,178 (4)
Monopolar depression	F32, F33	6,337 (17)	5,359 (18)
Persistent affective disorder	F34	104 (0)	93 (0)
Anxiety and compulsory disorders	F40-F42	648 (2)	565 (2)
Posttraumatic stress disorder and and adjustment disorders	F43	3,693 (10)	2,947 (10)
Dissociative disorders	F44	81 (0)	58 (0)
Somatoform disorders	F45	171 (1)	150 (1)
Eating disorders	F50	126 (0)	107 (0)
Personality disorders	F60	1,864 (5)	1,516 (5)
Other personality disorders	F61, F63, F65, F66, F68, F69	423 (1)	331 (1)

Notes. In total variables sum up to $n = 37,788$ (overall sample) or $n = 30,616$ (patients finally included in statistical analyses).

5.3.3 Length of stay across disorders

The 30,616 and the 37,788 patients did not differ with respect to the logarithmised length of stay, which was analysed for each diagnostic group separately. In figure 1 box-plots of length of stay are shown for the 37,788 patients. The median of the length of stay is 23 (*IQR* = 51-10) and the mean is 40 days (*SD* = 49). Patients with the longest stays were those with dementia (median = 42 [*IQR* = 70-24], mean = 59, *SD* = 58), an eating disorder (median = 39 [*IQR* = 93-9], mean = 59, *SD* = 60) or schizophrenia (median = 33 [*IQR* = 70-14], mean = 54, *SD* = 62). Patients with the shortest inpatient stays had a posttraumatic stress disorder or an adjustment disorder (median = 10 [*IQR* = 29-4], mean=25, *SD* = 38), a substance disorder (median = 15 [*IQR* = 31-8], mean = 26, *SD* = 33) or the diagnosis of delirium (median = 18 [*IQR* = 36-8], mean = 26, *SD* = 25).

Studie 2: Length of stay by ICD-based diagnostic groups

Table 2

Comparison of patients meeting inclusion criteria and patients included in statistical analyses: sample characteristics

Characteristic	$n = 37,788$	$n = 30,616$
Age (*mean ± SD*)	44 ± 18	44 ± 18
Gender, male (*n, %*)	18,096 (48)	14,696 (48)
Male status (*n, %*)		
Married; cohabitant	8,393 (23)	7,090 (23)
Single, separated, divorced, widowed	28,910 (77)	23,565 (77)
Nationality, Swiss (*n, %*)	28,898 (77)	23,716 (77)
Vocational status (*n, %*)		
Full-time employment	6,393 (17)	5,426 (18)
Part-time employment	3,858 (10)	3,180 (10)
Unemployed	5,733 (15)	4,786 (16)
Otherwise not working (unable to work, apprentice, pensioner etc.)	21,584 (58)	17,224 (56)
Housing situation (*n, %*)		
Living alone	12,449 (34)	10,491 (34)
Living with others	13,945 (38)	11,988 (39)
Living in institution	8,449 (23)	6,855 (22)
Homeless	1,537 (4)	1,282 (4)
Severity of disorder (Median, *IQR*)	4 (4-4)	4 (4-4)

Continued on the next page

Studie 2: Length of stay by ICD-based diagnostic groups

Characteristic	n = 37,788	n = 30,616
Secondary disorders (n, %)		
Substance use (ICD-10, F1)		
None	30,549 (81)	24,625 (80)
One	5,683 (15)	4,685 (15)
Two	1,231 (3)	1,027 (3)
At least three	325 (1)	279 (1)
Other psychiatric disorders (ICD-10, F0, F2-F9)		
None	30,721 (81)	24,765 (81)
One	6,078 (16)	5,041 (17)
Two	860 (2)	702 (2)
At least three	129 (1)	108 (0)
N of readmissions in the same psychiatric hospital, life-time (Median, *IQR*)	1 (2-0)	0 (2-0)
Admission to another psychiatry before, yes	20,210 (61)	18,579 (61)
Compulsory admission, yes	11,491 (31)	8,968 (29)
Self-referral, no	27,584 (73)	22,350 (73)

Notes. 37,788 patients met inclusion criteria. Each ICD-based group contained more than 26 cases in this sample. 30,616 patients had a complete dataset and were included in statistical analyses.

Studie 2: Length of stay by ICD-based diagnostic groups

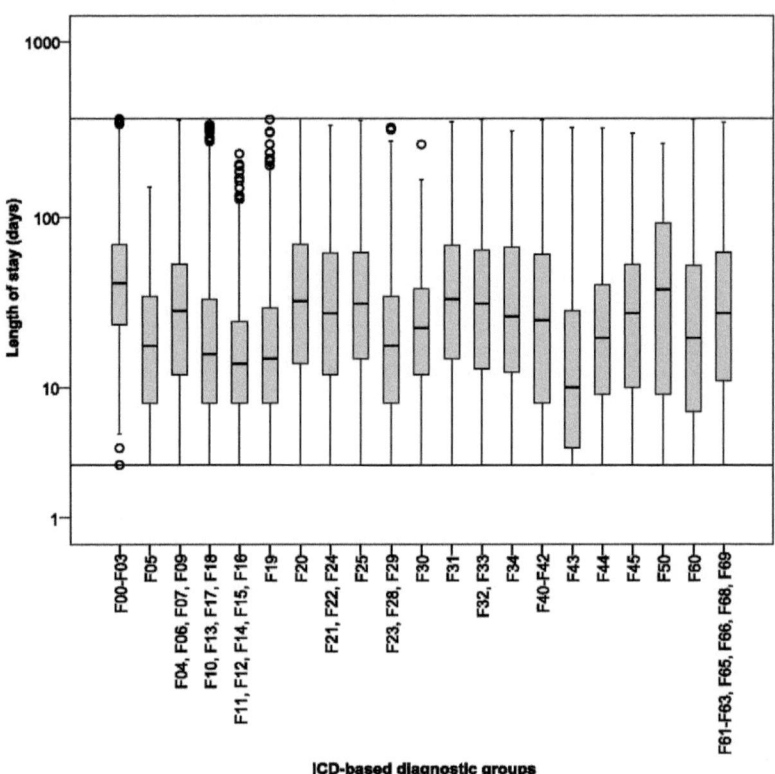

Figure 1. Box-Plot of length of stay mapped on logarithmised ordinate across ICD-based groups. (*n* = 37,788 patients. Horizontal lines represent median and quartiles, vertical lines represent minimum and maximum of length of stay and circles stand for outliers (which are values between 1.5 *IQR*'s and 3 *IQR*'s from the end of a box such as 261 days for patients with mania [ICD-10, F30] for example). Upper and lower horizontal line stands for length of stay between 3 and 365 days.)

Studie 2: Length of stay by ICD-based diagnostic groups

5.3.4 Analyses of covariance

Table 3 shows that model 3 had most predictive power and explained 20 % of variance. Hence model 1 was significantly improved by adding main effects of sociodemographic, clinical and admission-specific Variables. Inclusion of interaction terms further increased predictive power.

In the interest of readability the back-transformed data along with the corresponding *95 % CI* of only two variables (severity of illness and ICD-based groups) of model 2 are shown in table 4. Patients with the following characteristics had an increased length of stay compared with the reference group: Being markedly, severely or extremely ill (vs. being moderately ill) or having a main diagnosis of schizophrenia, a schizoaffective disorder, a bipolar disorder or an eating disorder (compared to the diagnostic category of a monopolar depression). There are additional meaningful results which cannot be presented in the table. Patients with at least three secondary psychiatric diagnoses (despite substance disorders) stayed twice as long (*95 % CI* = 1.7-2.5) in hospital than patients without. In 1997 length of stay was approx. 3.3 (*95 % CI* = 2.9-3.7) times higher than in the year 2003. Patients who were referred to psychiatry by another psychiatric hospital (delivering outpatient or inpatient care) stayed 1.5 (*95 % CI* = 1.4-1.6) times as long as patients who referred themselves. Patients who were hospitalised involuntarily stayed 0.8 (*95 % CI* = 0.8-0.9) times less long than patients admitted voluntarily. The effect of gender was not significant. The multiplicative effect of most of the other significant variables was approx. 0.9 to 1.2.

Studie 2: Length of stay by ICD-based diagnostic groups

Table 3

Explanatory power of the ICD-based groups and further sample characteristics concerning the logarithmised length of stay

Variable Sets	Adjusted R^2	F	df	p [§]
Model 1: ICD-based groups	0.92	174.51	20, 30,595	
Model 2: ICD-based groups & sample characteristics (main effects)	0.18	82.18	39, 30,556	< 0.0001
Model 3: ICD-based groups & sample characteristics (main and interaction effects)	0.20	2.27	746, 29,810	< 0.0001

Notes. $n = 30{,}616$ cases were included in statistical analyses. Sample characteristics (next to ICD-based groups) include age, gender, marital status, vocational status at admission, living situation at admission, secondary substance disorder(s), secondary other psychiatric disorder(s), severity of the disorder at admission, number of readmissions to the same psychiatric hospital, admitted to another psychiatry before, way of referral, compulsory admission, psychiatric hospital, year of admission.

[§] Results of model improvement: model 2 – model 1; model 3 – model 2.

Table 4

Studie 2: Length of stay by ICD-based diagnostic groups

Geometric mean of length of stay and multiplicative effects: two sample characteristics of model 2

Characteristic [§]	EXP (B)	EXP (95 % CI)	p
Intercept	10.77	9.89-11.73	< 0.0001
Severity of disorder			
Not ill	0.93	0.78-1.11	0.422
Borderline mentally ill	0.74	0.67-0.83	< 0.0001
Mildly ill	0.86	0.80-0.92	< 0.0001
Markedly ill	1.26	1.22-1.29	< 0.0001
Severely ill	1.47	1.42-1.53	< 0.0001
Extremely ill	1.41	1.29-1.55	< 0.0001
ICD-based groups			
Dementia	0.99	0.93-1.05	0.764
Delirium	0.53	0.44-0.64	< 0.0001
Other organic disorders	0.91	0.83-1.00	0.060
Substance disorder - legal substances	0.66	0.63-0.69	< 0.0001
Substance disorder - illegal substances	0.63	0.60-0.67	< 0.0001
Multiple substance disorder	0.68	0.65-0.72	< 0.0001
Schizophrenia	1.27	1.21-1.32	< 0.0001
Delusional disorder	0.99	0.90-1.09	0.922
ICD-based groups			
Schizoaffective disorder	1.25	1.18-1.32	< 0.0001
Other psychotic disorders	0.75	0.70-0.81	< 0.0001

Continued on the next page

Studie 2: Length of stay by ICD-based diagnostic groups

Characteristic §	EXP (B)	EXP (95 % CI)	p
ICD-based groups			
Bipolar disorder	0.90	0.78-1.05	0.200
Mania	1.25	1.17-1.33	< 0.0001
Persistent affective disorder	0.94	0.77-1.16	0.568
Anxiety and compulsory disorders	0.98	0.89-1.07	0.609
Posttraumatic stress and adjustment disorder	0.58	0.55-0.60	< 0.0001
Dissociative disorder	0.77	0.59-0.99	0.046
Somatoform disorders	0.85	0.72-0.99	0.047
Eating disorders	1.24	1.02-1.51	0.030
Personality disorders	0.89	0.84-0.94	< 0.0001
Other personality disorders	1.09	0.97-1.22	0.142

Notes. $n = 30,616$ were included in the analysis. Logarithmised length of stay was the dependent variable.

§ Only two variables of model 2 are shown in this table: severity of illness and ICD-based groups.

EXP (B), EXP (95 % CI): Estimates and 95 % confidence intervals were back-transformed from the log scale to the original scale. The back-transformed data along with the corresponding *95 % CI* represent the geometric mean of the length of stay in days (concerning the intercept) and multiplicative effects.

5.4 Discussion

5.4.1 Strengths of the study

This is the first study in the Swiss context to analyse the predictive power of ICD-based diagnostic groups on length of stay. The grouping of the main diagnoses was made by experienced psychiatrists and is therefore based on clinical face validity.

Studie 2: Length of stay by ICD-based diagnostic groups

There are only few differences between the 30,616 patients included in statistical analyses and the 37,788 patients meeting inclusion criteria (see table 1 and table 2).

In the light of the high response rate and acceptable low proportion of missing data on patient characteristics, the data are deemed to be representative for Swiss psychiatric inpatients.

We used severity of illness as an independent variable which is found to be an important predictor of length of stay (Andreas et al., 2003; Creed, et al., 1997).

5.4.2 Limitations of the study

Data on the reliability and the validity of the instruments used are still lacking (Psychiatric University Hospital Zurich, 2007) or insufficient (Collegium Internationale Psychiatriae Scalarum, 1986).

Finally, it was just possible to make episode-related instead of person-related analyses because the factor "person" included too many single observations. Observations are probably correlated, which means that confidence intervals may be too narrow. In any event, the median of the variable " readmission" is 0 ($IQR = 2$-0) for the 30,616 patients.

Psychiatric comorbidity has an influence on length of stay (Huntley et al., 1998). We analysed psychiatric secondary diagnoses as independent variables merely by way of example, as a more detailed analysis cannot be considered here.

5.4.3 Comparison with previous research

5.4.3.1 Length of stay across and within ICD-based groups.

Our results demonstrate that there are differences in the length of stay between ICD-based diagnostic groups (figure 1). Current studies have also found differences in the length of stay across diagnostic disorders, but most of the results of these studies are inconsistent (Andreas et al., 2003; Blais et al., 2003; Huntley et al., 1998). Accordingly, our results show wide dispersion of the length of stay within diagnostic categories in terms of differences between the third and first quartile.

5.4.3.2 Prediction of length of stay by ICD-based groups.

The maximum amount of explained variance of logarithmised length of stay was 20 % in our study (table 3). That means we could not explain 80 % of the variance by variables such as ICD-based diagnostic groups, severity of illness, working status, housing or number of readmissions. Our results are comparable with other studies analysing psychiatric diagnosis (Creed, et al., 1997; Taube et al., 1988) and further variables (Taube et al., 1988) in terms of length of stay.

Studie 2: Length of stay by ICD-based diagnostic groups

5.4.4 Implications for the financial remuneration of psychiatric inpatient care in Switzerland

Although we did not analyse a DRG-system, our results provide hints as to case-related financing in Swiss psychiatry. They also contain information which may form a basis for the further improvement of DRGs. Our models and psychiatric DRGs have in common that a classification based on main diagnosis is an important component or even basis, and DRGs additionally explain only a small amount of the length of stay (Phelan & McCrone, 1995; Schumacher et al., 1986). The Austrian payment-system "Leistungsorientierte Krankenhausfinanzierung (LKF)" (Bundesministerium für Gesundheit, 2008) is an example of a DRG-like remuneration-system which has been used in psychiatry since 1997 but has had no implications concerning length of stay or admission rates in psychiatric hospitals (Frick & Cording, 2004).

G-DRG is to be adapted to the Swiss context and it is planned for introduction within the next few years as a remuneration-system in primarily somatic and possibly also psychiatric hospitals. Concerning the introduction of a G-DRG-like system in psychiatry there are some points which need to be reconsidered.

Overall the G-DRG-system includes 23 DRGs related to psychiatric disorders and problems with alcohol or drugs (Institut für das Entgeltsystem im Krankenhaus GmbH (InEK), 2007), groups which do not seem to cover the whole spectrum of psychiatric cases and their characteristics. Some authors have constructed subgroups within major DSM-IV categories by severity of illness and functioning, and these explained more than 30 % of the variance of the costs based on daily remuneration per patient in psychiatry (Drozd, Cromwell, Gage, Maier & Greenwald, 2006). On the other hand, the appropriateness of a grouping based chiefly on psychiatric disorders seems wholly questionable. Hence a classification based on the severity of a disorder, the length of stay and the daily amount of care needed is suggested (Voderholzer, Zieasek, Rudolf & Gaebel, 2007). In that case the main diagnosis would play a minor role. A further alternative concerning classification is the AMDP-system generated by the working group "Arbeitsgemeinschaft für Dokumentation in der Psychiatrie" (Arbeitsgemeinschaft für Methodik und Dokumentation in der Psychiatrie (AMDP), 2007) which has been in use since 2008 in all psychiatric hospitals of the Canton of Zurich. It allows assessment of psychiatric and somatic syndromes and as such is independent of theoretical considerations of diagnostic classification.

The severity of a disorder is confirmed as an important predictor of length of stay (Andreas et al., 2003). Nevertheless, our data do not support this when we analyse the CGI. In the G-DRG-system the severity of a disorder is defined by an index based on comorbidity (PCCL) (Institut für das Entgeltsystem im Krankenhaus GmbH (InEK), 2007). In our study secondary psychiatric disorders had some influence on length of stay. Additionally, it could be worth identifying an impact on the length of stay by analysing secondary somatic disorders, but in our sample only 3 % had one or more somatic secondary disorders. Other studies identified 20-30 % of secondary somatic diagnoses in psychiatric inpatients (Lyketsos, Dunn, Kaminsky & Breakey, 2002; Wolfersdorf et al., 2004). These percentages are comparable to those of psychiatric comorbidity in psychiatric inpatients (Kluge, Hülsmann, Kopf, Angermayer & Becker, 2002). Medical comorbidity increases length of stay in psychiatry (Lyketsos et al., 2002) and should therefore receive more attention in psychiatry in the Canton of Zurich and possibly in Switzerland, since psychiatry traditionally is not very strongly integrated to (somatic) medicine. However, in G-DRG the coding of secondary disorders is to some extent arbitrary because not every secondary disorder necessarily involves an increase in resource consumption (Müller, 2003). Some authors found no difference in the complication and comorbidity levels (PCCL) of the G-DRG-system between medical patients with and without psychiatric comorbidity, but a longer stay in somatic hospital for patients with psychiatric comorbidity (Häuser, Wilhelm-Schwenk, Klein, Zimmer & Krause-Wichmann, 2006). Alternatively, the "Psychiatric Severity of Illness Index (PSI)" could be an appropriate measure of the severity of illness for psychiatric inpatients, since it explains 34-50 % of the the length-of-stay variance in psychiatry (Horn, Chambers, Phoebe, Sharkey & Horn, 1989).

Next to alternative groupings and measures of the severity of illness, structural variables could provide additional information. They are only briefly reported as we did not have data of this kind. Nevertheless, patterns of care, type or size of the psychiatric hospital, available beds and degree of outpatient support could improve prediction of length of stay or costs (English & McCarrick, 1986).

5.5 Conclusions

The present results indicate that ICD-based diagnostic groups and severity of illness explain only a small amount of length of stay. For this reason financing mainly founded on ICD-based groupings and mean length of stay does not seem to be appropriate in Swiss psychiatry. Future research in the area of length of stay is needed. In this respect psychiatric DRGs (generated for somatic hospitals) could be refined in terms of classification and measurement of severity.

5.6 Acknowledgements

The authors express warm thanks to the reviewers for their advice and to Prof. Dr. Burkhart Seifert from the Institute of Biostatistics in Zurich for statistical support. They also wish to thank PD Dr.

Studie 2: Length of stay by ICD-based diagnostic groups
Vladeta Ajdacic-Gross from the Psychiatric University Hospital Zurich and Knut Müller from the German company Schwarz Biosciences GmbH for important hints concerning content and method.

5.7 References

Andreas, S., Dirmaier, J., Koch, U. & Schulz, H. (2003). DRG-Systeme in der Versorgung von Patienten mit psychischen Störungen: Zur Konzeption eines Klassifikationssystems für Fallgruppen. *Fortschritte Neurologie Psychiatrie,* 71, 234-242.

Arbeitsgemeinschaft für Methodik und Dokumentation in der Psychiatrie (AMDP) (Hrsg.). (2007). *Das AMDP-System. Manual zur Dokumentation psychiatrischer Befunde* (8. überarbeitete Aufl.). Göttingen: Hogrefe.

Australian Government, Department of Health and Aging. (2006). *Australian Refined Diagnosis Related Groups. AR-DRG V5.2* [Web-Page]. Retrieved from: http://www.health.gov.au/internet/main/publishing.nsf/Content/health-casemix-ardrg1.htm [23.7.2010].

Ben-Tovim, D. & Elzinga, R. H. (1994). Making casemix work for psychiatry. *The Medical Journal of Australia,* 161, 33-36.

Blais, M., Matthews, J., Lipkis-Orlando, R., Lechner, E., Jacobo, M., Lincoln, R., Gulliver, C., Herman, J. B. & Goodman, A. F. (2003). Predicting length of stay on an acute care medical psychiatric inpatient service. *Administration and Policy in Mental Health,* 31, 15-29.

Bundesministerium für Gesundheit. (2008). *Leistungsorientierte Krankenhausfinanzierung. LKF-Modell 2008.* [PDF-Dokument], S. 1-48. Verfügbar unter: http://www.bmgfj.gv.at/cms/site/thema.html?channel=CH0720 [Juli 2008].

Collegium Internationale Psychiatriae Scalarum (Hrsg.). (1986). *Internationale Skalen für Psychiatrie.* Weinheim: Beltz.

Creed, F., Tomenson, P., Anthony, P. & Tramner, M. (1997). Predicting length of stay in psychiatry. *Psychological Medicine,* 27, 961-966.

Drozd, E. M., Cromwell, J., Gage, B., Maier, J. & Greenwald, L. M. (2006). Patient casemix classification for Medicare psychiatric prospective payment. *American Journal of Psychiatry,* 163, 724-732.

English, J. T. & McCarrick, R. G. (1986). DRGs: An overview of the issues. *General Hospital Psychiatry,* 8, 359-364.

Faulkner, P., Tobin, M. J. & Weir, M. A. (1994). Predicting the unpredictable: issues for output-based funding in psychiatric services. *The American Historical Review,* 17, 86-113.

Studie 2: Length of stay by ICD-based diagnostic groups

Fischer, W. (2004). Ein DRG-System für die Schweiz - Gedanken zur Modellwahl. *Comptence,* 5, 4-8.

Fischer, W. (2007). *Z I M. DRGs und verwandte PCS* (Version 1.24) Kapitel H.4 [Web-Page]. Verfügbar unter: http://www.fischer-zim.ch/text-pcssa/t-ga-H4-System-GDRG-0003.htm [Juli 2008].

Frank, R. G. & Lave, J. R. (1985). The psychiatric DRGs. Are they different? *Medical Care,* 23, 1148-1155.

Frick, U. & Cording, C. (2004). Finanzierungsformen für die psychiatrische Versorgung: Konzepte, Evidenz und Erfordernisse. *Psychiatrische Praxis,* 31, 163-170.

Fritze, J. (2001). G-DRG: das auf Deutschland angepasste AR-DRG-System als volllpauschalierendes Krankenhaus-Entgeldsystem gemäss § 17b KHG. Muss das die Psychiatrie interssieren? *Nervenarzt,* 72, 479-483.

Häuser, W., Wilhelm-Schwenk, R., Klein, W., Zimmer, C. & Krause-Wichmann, D. (2006). Einfluss psychischer Komorbidität auf die stationäre Verweildauer internistischer Patienten im G-DRG-System. *Psychotherapie · Psychosomatik · Medizinische Psychologie,* 56, 370-375.

Horn, S. D., Chambers, A. F., Phoebe, D., Sharkey, P. D. & Horn, R. A. (1989). Psychiatric severity of illness. A case mix study. *Medical Care,* 27, 69-83.

Huntley, D. A., Cho, D. W., Christman, J. & Csernansky, J. G. (1998). Prediciting length of stay in acute psychiatric hospital. *Psychiatric Services,* 49, 1049-1053.

Institut für das Entgeltsystem im Krankenhaus GmbH (InEK). (2007). *German Diagnosis Related Groups, Version 2008. Definitionshandbuch Kompaktversion* (Bde. 1-3). Siegburg: Autor.

Jäger, M., Sobocki, P. & Rössler, W. (2008). Cost of disorders of the brain in Switzerland *Swiss Medical Weekly,* 138, 4-11.

Kluge, H., Hülsmann, S., Kopf, A., Angermayer, M. & Becker, T. (2002). Stationäre psychiatrische Aufenthaltsdauer. *Krankenhauspsychiatrie,* 13, 104-110.

Lay, B., Nordt, C. & Rössler, W. (2007). Trends in psychiatric hospitalization of people with schizophrenia: A register-based investigation over the last three decades. *Schizophrenia Research,* 97, 68-78.

Lyketsos, C. G., Dunn, G., Kaminsky, M. & Breakey, W. R. (2002). Medical comorbidity in psychiatric patients. *Psychosomatics,* 43, 24-30.

Meyer, P. C. & Hell, D. (2004). Psychiatrie, Psychotherapie, Psychologie, In G. Kocher & W. Oggier (Hrsg.), *Gesundheitswesen Schweiz 2004-2006* (S. 243-253). Bern: Huber.

Müller, T. (2003). Transparenz zahlt sich aus. *Pflegezeitschrift,* 9, 649.

Studie 2: Length of stay by ICD-based diagnostic groups

Organisation for Economic Co-operation and Development (2006). [Mental disorders - Days]. Unveröffentlichte Daten. Verfügbar unter: http://www.ecosante.org [23.7.2010].

Phelan, M. & McCrone, P. (1995). Effectiveness of Diagnosis-related groups in predicting psychiatric resource utilization in the U.K. *Psychiatric Services,* 46, 547-549.

Psychiatric University Hospital Zurich. (2007). *PSYREC - Psychiatric Statistics of the Canton of Zurich/Switzerland* [Web-Page]. Retrieved from: www.pmh.uzh.ch [July 2008].

R Development Core Team. (2007). *R: A language and environment for statistical computing* [Computer software]. Vienna: The R Foundation for Statistical Computing.

Rochell, B. & Roeder, N. (2002). DRGs als Grundlage der künftigen Krankenhausfinanzierung - Stand der Umsetzung und Einfluss auf die Rehabilitation. *Die Rehabilitation,* 41, 1-9.

Schumacher, D. N., Namerow, M. J., Parker, B., Fox, P. & Kofie, V. (1986). Prospective payment for psychiatry - feasibility and impact. *The New England Journal of Medicine,* 315, 1331-1336.

SPSS Inc. (2007). *SPSS for Windows* (Version 15.0) [Computer software]. Chicago: Programmer.

Stoskopf, C. & Horn, S. D. (1992). Predicting length of stay for patients with psychoses. *Health Services Research Journal* 26, 743-766.

Sturny, I. (2004). *5-Jahres-Vergleich 1999-2003 der Kosten der stationären und ambulanten Gesundheitsversorgung in der Schweiz*: Schweizerisches Gesundheitsobservatorium.

Sturny, I., Cerboni, S., Christen, S. & Meyer, P. C. (2004). *Daten zur Versorgung psychisch Kranker in der Schweiz*: Schweizerisches Gesundheitsobservatorium.

Taube, C., Goldman, H. & Lee, E. S. (1988). Use of specialty settings in constructing DRGs. *Archives of General Psychiatry,* 45, 1037-1040.

Taube, C., Lee, E. S. & Forthofer, R. (1984). Diagnosis-related groups for mental disorders, alcoholism, and drug abuse: evaluation and alternatives. *Hospital & Community Psychiatry,* 55, 452.

Voderholzer, U., Zieasek, J., Rudolf, S. & Gaebel, W. (2007). Zur Erosion der Psych-PV und zukünftigen Finanzierung der Kliniken für Psychiatrie und Psychotherapie. *Nervenarzt,* 78, 1460-1468.

Warnke, I., Hamel, G. & Rössler, W. (2007). *PSYREC - Psychiatriestatistik. Stationär 2006. Behandlungen in psychiatrischen Institutionen des Kantons Zürich. Forschungsbericht der psychiatrischen Universitätsklinik Zürich* (Volume 12). Zurich: Psychiatry University Hospital Zurich.

Weltgesundheitsorganisation. (1993). *Internationale statistische Klassifikation der Krankheiten und verwandter Gesundheitsprobleme* (10. Aufl.). Bern: Huber.

Studie 2: Length of stay by ICD-based diagnostic groups

Wolfersdorf, M., Weishaupt-Langer, G., Lutz, I., Setzepfand, S., Büttner, J., Hümpfner, H., Purucker, M. & al., e. (2004). "Psychotherapiestation" der Klinik für Psychiatrie und Psychotherapie Bayreuth. *Psychiatrische Praxis,* 31**,** 85-87.

STUDIE 3

6. PSYCHOPATHOLOGISCHE SYNDROME GEMÄSS AMDP-SYSTEM ALS GRUNDLAGE FÜR FALLGRUPPIERUNGEN IN DER PSYCHIATRIE [6]

Zusammenfassung

Einleitung: Diagnosebezogene Fallgruppierungen für die Vergütung stationär-psychiatrischer Leistungen analog zur Somatik führten bisher zu keiner ausreichenden Vorhersage der Kosten.

Methode: Wir prüften, inwieweit psychopathologische Syndrome bei Aufnahme gemäss AMDP-System die Varianz der Aufenthaltsdauer psychiatrischer Patienten vorhersagen könnte.

Ergebnisse: Zusammen mit klinischen und soziodemographischen Faktoren zeigte sich eine maximale Varianzaufklärung von 20 %.

Schlussfolgerungen: Unser Pilotansatz lässt AMDP-Syndrome nicht als geeignet für Fallgruppierungen erscheinen.

Schlüsselwörter: Fallgruppierungen, Psychiatrie, psychopathologische Syndrome, AMDP, Aufenthaltsdauer

---

[6] Literaturangabe: Herwig, U.[a], Warnke, I.[b] & Rössler, W. (2009). Psychopathologische Syndrome gemäss AMDP-System als Grundlage für Fallgruppierungen in der Psychiatrie. *Psychiatrische Praxis*, 36, 320-326.

([a, b] Beide Autoren trugen gleichermassen zu der Arbeit bei.)

Studie 3: Psychopathologische Syndrome als Grundlage für Fallgruppierungen
Psychopathological syndromes according to the AMDP-system as the foundation for clinical case grouping in psychiatry

Abstract

Objective: Diagnoses-related clinical case grouping for an estimation of resource consumption for psychiatric inpatients analogue to the somatic medicine till now did not lead to sufficient prediction of costs. However, this is required when regarding increasing health costs from the economic perspective.

Method: We investigated whether the classical psychopathological syndromes according to the AMDP-System at admission would predict the variation of length of stay in hospital. Using linear regressions with forward elimination, we analyzed the predictive value of the AMDP syndromes, and also of global assessment of function, illness severity and certain sociodemographic factors for the dependent variable length of stay.

Results: Together with clinical and sociodemographic factors, we found a variance estimation of 20 %.

Conclusions: Our pilot study does not imply AMDP syndromes to be suitable for a case grouping to estimate costs. Other analytical approaches using AMDP syndromes may lead to a better prediction, however, its use shall be regarded critically.

Keywords: Clinical case grouping, psychiatry, psychopathological syndromes AMDP, length of stay.

Studie 3: Psychopathologische Syndrome als Grundlage für Fallgruppierungen
6.1 Einleitung

Hohe Gesundheitskosten und steigende Krankenkassenprämien fordern eine rationale Finanzierung von Gesundheitsleistungen. Leistungen der stationären psychiatrischen Versorgung werden in Deutschland wie in der Schweiz nach wie vor auf der Basis von Tagespflegesätzen abgerechnet. Eine an Fallpauschalen orientierte Vergütung findet bisher nicht statt (Andreas, Dirmaier, Koch & Schulz, 2003). Dagegen wurde für somatische Erkrankungen ein Vergütungssystem auf der Basis von diagnosebezogenen Fallpauschalen eingeführt (*diagnosis-related groups* DRGs; *German* DRG (G-DRG) (Institut für das Entgeltsystem im Krankenhaus GmbH (InEK), 2008)). Davon wurden positive kostenwirksame Entwicklungen erwartet wie Rückgang der stationären Aufenthaltsdauer, ein Anstieg der durchschnittlichen Fallschwere und eine Steigerung der Produktivität (Rochell & Roeder, 2002). Dies kann zu Umstrukturierungen im klinischen Versorgungssystem hin zu vermehrten ambulanten Behandlungen führen, welches mit abnehmenden stationären Kosten einherginge (Foit & Vera, 2006). Dies wäre auch für die Psychiatrie interessant. Letztlich werden durch Fallpauschalen eine leistungsgerechtere Vergütung sowie erhöhte Leistungstransparenz und Effizienz erwartet (Andreas et al., 2003). Andererseits könnte aber auch die Leistungsqualität stationärer Versorgung sinken (Lauterbach & Lüngen, 2000). Für die Psychiatrie wurde jedoch als Hauptnachteil erkannt, dass diagnosebezogene Fälle nicht den Ressourcenverbrauch vorhersagen können (Andreas et al., 2003; Buckingham, Burgess & Solomon, 1998; Warnke & Rössler, 2008). Daher wurde der Bereich der psychischen Störungen von der Einführung des DRG-Systems ausgenommen (Bundesministerium für Gesundheit, 2002).

Allerdings bestehen in Deutschland wie in der Schweiz Bestrebungen, die Kosten psychiatrischer Leistungen zu erfassen (Kallert, Schönherr, Fröhling & Schützwohl, 2007; Salize et al., 2007; Stamm, Merkel, Mann & Salize, 2007; Stamm, Salize et al., 2007) und auch für die Psychiatrie eine fallpauschalen-basierte Finanzierung einzuführen. Der Kanton Zürich hat im Jahr 2004 beschlossen, für die psychiatrischen Kliniken eine Kostenträgerrechnung einzuführen (Gesundheitsdirektion Kanton Zürich, 2004). Als Grundlage für die Erfassung klinischer Charakteristika der Patienten werden die Diagnosen erfasst und psychopathologische Syndrome (z. B. Depressivität oder Wahn) mit dem Fragebogen der Arbeitsgemeinschaft für Methodik und Dokumentation (AMDP) beurteilt (Arbeitsgemeinschaft für Methodik und Dokumentation in der Psychiatrie (AMDP), 2007). Zudem werden die Fallschwere und der Grad der Funktionseinschränkung sowie verschiedene soziodemographische Faktoren erhoben, des Weiteren die Aufenthaltsdauer in Tagen, welche als Basisparameter für kostenwirksame Leistungen dient.

Das Ziel dieser Untersuchung ist, in einem Pilotansatz zu evaluieren, ob die Erfassung des psychopathologischen Syndroms bei Eintritt in die Klinik geeignet sein könnte, die Aufenthaltsdauer

Studie 3: Psychopathologische Syndrome als Grundlage für Fallgruppierungen und damit assoziiert die Kosten der Behandlung vorherzusagen. Anders als beim diagnosebezogenen Ansatz ermöglicht die Erhebung des psychopathologischen Syndroms eine differenziertere und auch quantifizierbare Abbildung der psychiatrischen Symptomatik. Die Erhebung ist mittels des Fragebogens der AMDP (Arbeitsgemeinschaft für Methodik und Dokumentation in der Psychiatrie (AMDP), 2007) als Fremdeinschätzung standardisiert und deskriptiv möglich. Der Fragebogen umfasst 140 einzelne Symptome, die sich zu Syndromskalen zusammenfassen lassen (Gebhardt & Pietzecker, 1983). Dieselbe Diagnose, z. B. Schizophrenie, kann aufgrund der Komplexität des Falles zu ganz unterschiedlichen Ansätzen der klinischen Behandlung und damit auch der Aufenthaltsdauer führen und nicht ausreichend deren hohe Varianz erklären. Dies jedoch könnte mit dem Ansatz über psychopathologische Syndrome möglich sein, mit welchem verschiedenen Aspekte wie Depressivität, Aggressivität und psychoorganische Symptome differenziert erfasst werden. Gerade die Möglichkeit, die Ausprägung der Psychopathologie über Summenbildung zu quantifizieren, könnte eine bessere Aussage über den notwendigen Behandlungsaufwand zulassen. Während Diagnosen deskriptiv voneinander abgegrenzte Einheiten darstellen, sind Syndrome eher dimensional. Damit kann ein Patient unterschiedliche Ausprägungen auf verschiedenen Syndromen haben, wobei sich die Störungsgruppen auf syndromaler Ebene unterscheiden (Egli, Riedel, Möller, Strauss & Läge, 2009). Die Hypothese ist, dass eine Fallgruppierung auf Basis der AMDP-Syndrome zusammen mit Krankheitsschwere, Funktionsniveau und soziodemographischen Variablen zu einer substantiellen Varianzaufklärung beiträgt und in bestimmtem Rahmen eine Vorhersage der Aufenthaltsdauer als Mass für die Hospitalisationskosten zulässt.

6.2 Methoden

6.2.1 Stichprobe

Eingeschlossen wurden die Behandlungsfälle aller im Zeitraum 1.1.2008 bis 31.12.2008 stationär in die Psychiatrische Universitätsklinik Zürich aufgenommenen und wieder entlassenen Patienten, für welche am Aufnahmetag ärztlicherseits vollständige AMDP-Fragebögen ausgefüllt worden waren und die eine Aufenthaltsdauer von 3-120 Tagen hatten. Dies betraf 998 von 3189 Fällen. Von 613 Fällen lagen vollständige zusätzliche soziodemographische und klinische Variablen vor (Tabelle 1 a). Die Diagnosenverteilung in der Stichprobe mit 998 Patienten war mit derjenigen der Gesamtpopulation vergleichbar (Tabelle 1 b). Die ethischen Voraussetzungen für die Erhebung und Auswertung der Daten wurden von der Gesundheitsdirektion des Kantons Zürich gemäss der neuesten Helsinki-Deklaration geschaffen. Die Daten wurden über eine Fall- und Patientenkodierung anonymi-

Studie 3: Psychopathologische Syndrome als Grundlage für Fallgruppierungen
siert verarbeitet. Ein Teil der Daten ist Grundlage der schweizweiten Erhebung von Patientendaten in psychiatrischen Kliniken.

6.2.2 Untersuchungsinstrumente

Die Aufenthaltsdauer (AD) wurde in Tagen gemessen und anhand des Aufnahme- und Entlassungsdatums bestimmt. Für die Regressionsanalysen wurde die logarithmierte AD benutzt, um eine Annäherung an die Normalverteilung zu schaffen.

Der AMDP-Fragebogen (Arbeitsgemeinschaft für Methodik und Dokumentation in der Psychiatrie (AMDP), 2007; Fähndrich & Stieglitz, 1998) umfasst 140 Einzelfragen zu psychopathologischen Symptomen (z. B. inhaltliche Denkstörungen, Ängste, depressive Verstimmung), die in valide Syndrome zusammengefasst sind (Fähndrich & Stieglitz, 1998; Gebhardt & Pietzecker, 1983). Über die Ausprägung einzelner zugeordneter Symptome: nicht vorhanden 0, leicht 1, mittelschwer 2, schwer 3 (nicht beurteilbare Symptome wurden in den Modellen mit 0 bewertet) und die Anzahl erfüllter Symptome pro Syndrom lassen sich die Ausprägungsgrade der Syndrome quantifizieren. Die Syndrome erlauben über Summenbildung eine Quantifizierung mit einer Gesamtsumme pro Behandlungsfall. Syndrome: Paranoid-halluzinatorisches Syndrom (PARHAL), depressives Syndrom (DEPRESS), psychoorganisches Syndrom (PSYORG), manisches Syndrom (MANI), Hostilitätssyndrom (HOST), vegetatives Syndrom (VEGET), apathisches Syndrom (APATH), zwanghaftes Syndrom (ZWANG), neurologisches Syndrom (NEUR). Die Ärzte wurden systematisch in der Erhebung der AMDP-Daten geschult.

Der Fragebogen *global assessment of functioning* (GAF) (American Psychiatric Association, 2001 [7]) dient der Fremdbeurteilung der Funktionseinschränkung im alltäglichen Leben. Auf einer Skala von 0 bis 100 kann das psychosoziale Funktionsniveau eingeschätzt werden. Hohe Werte bedeuten ein gutes Niveau.

Der Fragebogen zur Krankheitsschwere, *clinical global impressions* (CGI) (Collegium Internationale Psychiatriae Scalarum, 1986 [8]), ermöglicht eine standardisierte Fremdeinschätzung des Schweregrades einer Erkrankung im Vergleich zu anderen Patienten mit der gleichen Erkrankung. Für die Auswertung wurden die deutlichen bis schweren Krankheitsgrade zusammengefasst den leichteren Krankheitsgraden gegenübergestellt.

Zusätzlich wurden soziodemographische Angaben sowie klinische Daten (Freiwilligkeit der Einweisung, Abhängigkeitserkrankung) standardisiert erhoben (Gesundheitsdirektion Kanton Zü-

---

[7, 8] Bemerkung: Zur Vereinheitlichung wurden diese Quellenangaben hier gegenüber der veröffentlichten Fassung in der Zeitschrift angepasst.

Studie 3: Psychopathologische Syndrome als Grundlage für Fallgruppierungen

rich, 2007). Eventuelle Angaben „unbekannt" oder „anderes" sowie gänzlich fehlende Werte wurden als „missing" behandelt.

6.2.3 Statistik

Zunächst wurden von den 998 Behandlungsfällen die Summenwerte der einzelnen AMDP-Syndrome sowie die Gesamtsumme über alle Syndrome mit der Aufenthaltsdauer nach Spearman korreliert. Bei diesen explorativen Einzelkorrelationen wurden Fälle ohne Syndromausprägung bzw. mit sehr geringen Werten (Syndromwerte 0-2) nicht berücksichtigt, um einen Einfluss von nicht relevanten Minimalsyndromen auszuschliessen. Ebenso wurde die GAF bei den 613 Fällen mit vollständigem Datensatz mit der AD korreliert.

Zur Überprüfung der Hypothese und zur Evaluation von Prädiktoren für die Aufenthaltsdauer wurden multiplen lineare Regressionsanalysen durchgeführt, wobei nacheinander die Variablen mit dem höchsten partiellen Korrelationskoeffizienten mit der abhängigen Variablen (AD) in die Gleichung aufgenommen wurden. Bei der Stichprobe mit komplettem AMDP-Datensatz ($n = 998$) gingen in die multiplen Modelle als unabhängige, potenziell prädizierende Variablen die einzelnen AMDP-Syndromsummen und deren Gesamtsumme ein. In ein weiteres Modell wurden anhand der Stichprobe mit 613 Patienten zusätzlich die Variablen Wohnung, eheliche Beziehung, Erwerbstätigkeit, Freiwilligkeit der Aufnahme, Abhängigkeitserkrankung (alle dichotom kodiert) sowie Alter, Geschlecht, CGI (leicht bis mittelschwer / schwer) und GAF aufgenommen. Das korrigierte R^2 gab Aufschluss über die Varianzaufklärung. Die angegebenen Koeffizienten (*EXP [B]*, *EXP [95 % KI]*) wurden von der logarithmierten Skala in die Originalskala rücktransformiert. Die statistischen Berechnungen wurden mit SPSS 15.0 durchgeführt (SPSS Inc., 2007).

Studie 3: Psychopathologische Syndrome als Grundlage für Fallgruppierungen
Tabelle 1 a

Behandlungsfälle mit gesamtem AMDP-Datensatz (n = 998) und mit vollständigem Datensatz hinsichtlich aller klinischen und soziodemographischen Variablen (n =613)

a. Stichprobengrössen (*n*)	998	613
Männer / Frauen	450 / 548	266 / 347
Alter in Jahren; (*Mw.* [*Std.-Abw.*])	43.0 (16.1)	43.0 (16.3)
AD in Tagen (Median [25 / 75 %-Quartil])	14 (5 / 32)	11 (5 / 27)
Eigene Wohnung	562	486
Andere Wohnform	145	127
Missings	291	
Ledig, getrennt, geschieden, verwitwet	767	504
Verheiratet	149	109
Missings	82	
Erwerbstätig	450	217
Nicht erwerbstätig	548	396
Missings	-	
Freiwillig	777	485
Unfreiwillig	221	128
Missings	-	
CGI nicht bis mässig krank	257	188
CGI deutl. bis extr. schwer krank	699	425
Missings	42	
GAF (Median [25 / 75 %-Quartil])		50 (40-58)
Missings	385	

Studie 3: Psychopathologische Syndrome als Grundlage für Fallgruppierungen
Tabelle 1 b

Relative Häufigkeit der Diagnosen in der Stichprobe und in der Gesamtgruppe der Behandlungsfälle im Untersuchungszeitraum

b. Diagnosegruppen Verteilung in %	Gesamt ($n = 3189$)	Stichprobe ($n = 998$)
F0	5.9	3.9
F1	19.8	16.8
F2	23.9	21.4
F3	18.8	19.2
F4	13.2	17.5
F5	0.6	0.8
F6	10.4	13.2
F7	0.3	0.3
F8	0.03	0.2
F9	7.1	6.7

6.3 Ergebnisse

Bei Korrelation der einzelnen Syndromwerte ohne Minimalausprägungen mit der AD zeigten sich positive Korrelationen der paranoid-halluzinatorischen, psychoorganischen, hostilen Syndrome und der Gesamtsumme mit der AD (Tabelle 2). Das Funktionsniveau (GAF) war negativ mit der AD korreliert.

Die lineare Regression mit der AD als abhängiger Variable und den verschiedenen Syndromen als Parameter inklusive Syndromsummen-Gesamtwert, ergab in der Gruppe mit den AMDP-Datensätzen ($n = 998$) eine Varianzaufklärung von 5.9 %. Dabei fand sich ein Zusammenhang zwischen AD und Ausprägung der Syndrome PARHAL und PSYORG (Tabelle 3, Abbildung 1 a). In der Gruppe mit vollständigen Datensätzen zu patientenbezogenen Variablen und AMDP-Daten ($n = 613$) war im Endmodell keines der Syndrome signifikant. Von den patientenbezogenen Variablen zeigten Alter, GAF (Abbildung 1 b), CGI, Freiwilligkeit und Vorhandensein einer Wohnung eine

Studie 3: Psychopathologische Syndrome als Grundlage für Fallgruppierungen

Beziehung zur Aufenthaltsdauer: Je höher das Alter und die Krankheitsschwere, umso länger blieben die Patienten, höheres Funktionsniveau (GAF, exponiertes $B < 1$) sowie das Vorliegen von Freiwilligkeit und Wohnung waren mit kürzerem Aufenthalt assoziiert. In Kombination mit den klinischen Patientenvariablen wie GAF, CGI, Abhängigkeit und den soziodemographischen Faktoren ergab die Analyse eine Varianzaufklärung von 19.8 % (Tabelle 3).

Tabelle 2

Korrelation Syndrome und GAF mit Aufenthaltsdauer: Einzelsyndrome der Fälle mit Werten ab 3 aus der AMDP-Stichprobe (n = 998), GAF n = 613

Syndrome	r	p	n
PARHAL	0.241	< 0.001	211
DEPRESS	-0.045	0.224	724
PSYORG	0.205	0.002	226
MANI	-0.008	0.910	227
HOST	0.118	0.015	421
VEGET	0.004	0.961	144
APATH	0.008	0.792	679
ZWANG	0.201	0.227	38
NEUR	0.314	0.377	10
Summe	0.103	0.001	976
GAF	-0.282	< 0.001	613

Anmerkungen. r = Korrelationskoeffizient (Spearman), p = Signifikanz, zweiseitig, n = Anzahl.

Studie 3: Psychopathologische Syndrome als Grundlage für Fallgruppierungen

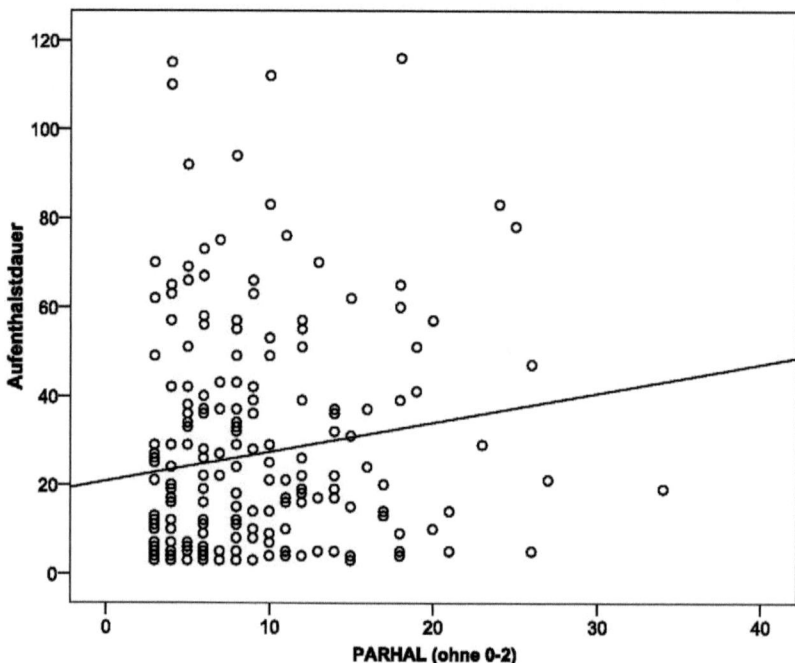

Abbildung 1a. Scatterplots mit Regressionslinien: paranoid-halluzinatorisches Syndrom gegen Aufenthaltsdauer (Patienten mit paranoid-halluzinatorischem Syndrom (hier ohne Fälle mit Wert 0-2) zeigen eine längere AD). [9]

---

[9] Aus drucktechnischen Gründen wurde hier gegenüber der Internetpublikation Abbildung 1 in die Teile a und b zerlegt.

Studie 3: Psychopathologische Syndrome als Grundlage für Fallgruppierungen

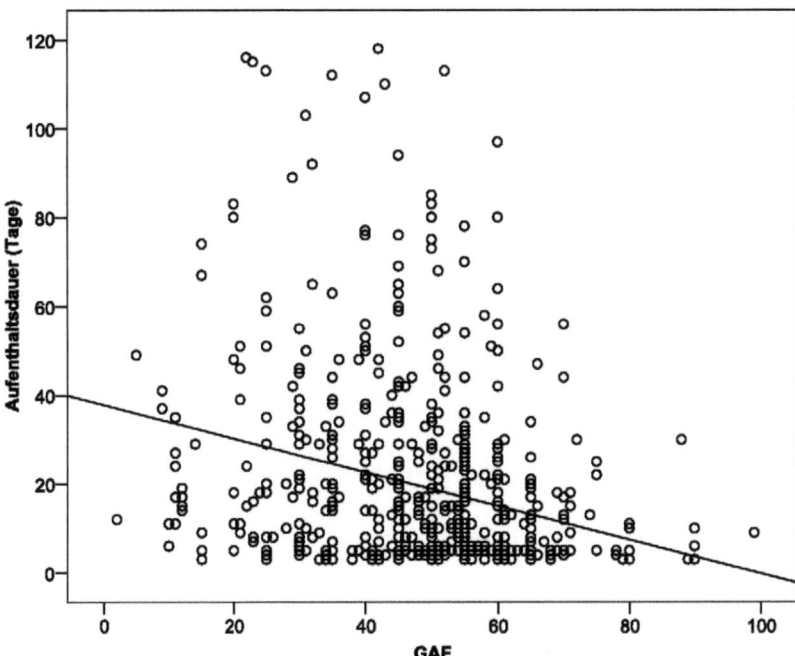

Abbildung 1b. Scatterplots mit Regressionslinien: b) Global Assessment of Functioning gegen Aufenthaltsdauer (AD). (Patienten mit einem höheren Funktionsniveau zeigen eher eine kürzere AD). [10]

---

[10] Aus drucktechnischen Gründen wurde hier gegenüber der Internetpublikation Abbildung 1 in die Teile a und b zerlegt.

Studie 3: Psychopathologische Syndrome als Grundlage für Fallgruppierungen
Tabelle 3

Lineare Regressionen: a) AMDP-Syndrome gegen Aufenthaltsdauer. b) AMDP-Syndrome und soziodemographische Variablen gegen Aufenthaltsdauer

	B	EXP (B)	EXP (95 % KI)	p
a) Nur Syndrome				
Konstante (AD)	2.4	11.32	10.49-12.21	< 0.001
PARHAL	0.023	1.07	1.05-1.09	0.001
PSYORG	0.068	1.02	1.01-1.04	< 0.001
Korrigiertes R^2 = 0.059				
b) Syndrome und weitere Variablen				
Konstante (AD)	2.324	10.21	6.76-15.44	< 0.001
Alter bei Eintritt	0.018	1.02	1.01-1.02	< 0.001
GAF	-0.010	0.99	0.98-1.00	< 0.001
CGI, deutlich bis schwer	0.215	1.24	1.05-1.46	0.010
Freiwilliger Eintritt	-0.196	0.82	0.69-0.98	0.031
Eigene Wohnung	-0.180	0.84	0.70-0.99	0.043
Korrigiertes R^2 = 0.198				

Anmerkungen. B = Beta-Koeffizient; KI = Konfidenzintervall; EXP = Potenzierung der Basis e mit angegebener Zahl (B) sowie mit *95 % KI*. R = Korrelationskoeffizient.
Dargestellt sind jeweils die signifikanten Variablen. Die nicht aufgeführten Variablen wurden bei den Vorwärtseliminationen wegen Nichtsignifikanz aus dem Modell ausgeschlossen.

Studie 3: Psychopathologische Syndrome als Grundlage für Fallgruppierungen

6.4 Diskussion

In der vorliegenden Pilotstudie sollte untersucht werden, ob quantifizierte psychopathologische Syndrome bei Aufnahme eines Patienten in die Klinik als Grundlage für eine Fallgruppierung eine Abschätzung der Kosten der stationären psychiatrischen Behandlung erlauben. Das wesentliche Ergebnis ist, dass psychopathologische Syndrome gemessen mit dem AMDP-Bogen 5.9-19.8 % der Varianz der Aufenthaltsdauer erklären konnten. Dies bedeutet, dass die untersuchten Variablen gemäss unserer Methode nur einen kleinen Teil der Varianz der Aufenthaltsdauer vorhersagen können und der grösste Beitrag auf andere, nicht berücksichtigte und nicht bekannte Faktoren zurückzuführen ist. Bei Einbezug lediglich der Syndrome in das Modell zeigten das paranoid-halluzinatorische Syndrom sowie das Vorliegen eines psychoorganischen Syndroms eine Assoziation mit längerer Aufenthaltsdauer. Die Einbeziehung von patientenbezogenen klinischen und soziodemographischen Variablen liess die beste Varianzaufklärung zu (19.8 %). Dabei zeigten allerdings keine Syndrome, sondern Alter und Krankheitsschwere sowie psychosoziale Faktoren wie Funktionsniveau, Freiwilligkeit und Wohnmöglichkeit einen Einfluss. Für eine substanzielle Grundlage zur Kostenbestimmung wären mindestens 50 % Varianzaufklärung wünschenswert gewesen. Die gefundenen Varianzaufklärungen sind im Bereich der Befunde von Untersuchungen anderer Ansätze wie z. B. Diagnosen (Andreas et al., 2003; Warnke & Rössler, 2008).

6.4.1 Einfluss einzelner Variablen

Wir fanden bei den meisten Syndromen in den Regressionsanalysen keinen Zusammenhang mit der Aufenthaltsdauer. Die einzigen Syndrome, deren Ausprägungsgrad einen Zusammenhang mit zunehmender Aufenthaltsdauer aufzuweisen schienen, waren das paranoid-halluzinatorische sowie das psychoorganische Syndrom. Diese Befunde lagen allerdings nicht mehr in der linearen Regression unter Berücksichtigung aller Variablen vor, d. h. der prädiktive Einfluss der soziodemografischen Variablen war stärker. Hier zeigte sich, dass höheres Alter und höhere Krankheitsschwere einen längeren Aufenthalt prädizierten und besseres Funktionsniveau sowie Freiwilligkeit der Aufnahme und Vorhandensein einer eigenen Wohnung einen kürzeren Aufenthalt, wobei der Beitrag zur Varianzaufklärung insgesamt trotzdem gering blieb.

Aus den Daten lässt sich somit nicht ableiten, dass eine hohe Syndrombelastung regelhaft mit einem längeren stationären Aufenthalt assoziiert wäre. Zumindest gemäss unserem Pilotansatz können die AMDP-Syndrome als Fallgruppierungsprinzip die Varianz der Aufenthaltsdauer nicht in ausreichendem Mass erklären. Dies insbesondere dann nicht, wenn in die Analysen weitere soziodemographische Variablen einbezogen werden.

Dabei erschien der AMDP-Ansatz im Vergleich zur Berücksichtigung von Diagnosen zunächst

Studie 3: Psychopathologische Syndrome als Grundlage für Fallgruppierungen vielversprechend: Das AMDP-System kann hinsichtlich seiner klaren, zuverlässig bei allen Patienten anwendbaren und erhebbaren Indikatoren als nachvollziehbar eingestuft werden und entspricht einem klinischen Standard mit grosser Verbreitung. Durch eine abgestufte Erfassung der Ausprägung psychopathologischer Symptome wird auch der Schweregrad abgebildet. Durch die Erhebung von psychiatrisch tätigen Ärzten ist Expertise zur Einschätzung des klinischen Zustands gewährleistet. Ein wichtiger Vorteil liegt in der relativen Resistenz des AMDP-Systems gegenüber Manipulation, da der Befund rein deskriptiv und schon bei Aufnahme erfasst wird und damit auch eine zum Teil theoriegeleitete Diagnosefindung und Krankheitsbezeichnung vermieden wird. Gegenüber den Diagnosen bildet die Psychopathologie die Komplexität eines Falles differenzierter ab und bietet die Möglichkeit, auch syndromale Ausprägungen zu berücksichtigen, die sich noch nicht in Diagnosen niederschlagen. Letztlich erscheint auch die Möglichkeit der Quantifizierung psychopathologischer Aspekte als geeignet, Aussagen über den Behandlungsaufwand zuzulassen.

6.4.2 Diagnosebezogene Fallpauschalen und Tagespauschalen in der Psychiatrie
Im australischen DRG-System (*Australian refined DRG* (AR-DRG)) (Commonwealth Department of Health and Family Services, 1998), welches die Grundlage für das in Deutschland für die Somatik übernommene System bildet (Institut für das Entgeltsystem im Krankenhaus GmbH (InEK), 2008), wurden Fallgruppen auf der Basis psychiatrischer Diagnosen, Alter, Geschlecht, Schweregrad der Erkrankung, Funktionsniveau des Patienten und Interventionen erstellt. Diese konnten aber nicht den Ressourcenverbrauch abbilden und die Varianz der Behandlungskosten in der Psychiatrie erklären (Buckingham et al., 1998) und werden für das deutsche System kritisch diskutiert (Fritze, 2001; Kruckenberg et al., 2001). Dies liegt unter anderem daran, dass Behandlungen trotz gleicher Diagnosen sehr unterschiedlich verlaufen können und zahlreichen weiteren Einflussfaktoren wie unter anderem der schwer erfassbaren Akzeptanz durch den Patienten unterliegen. Bei weiteren Untersuchungen zu Fallgruppierungen (Blais et al., 2003; Creed, Tomenson, Anthony & Tramner, 1997; Drozd et al., 2006; Faulkner, Tobin & Weir, 1994; Horn, Chambers, Sharkey & Horn, 1989; Hübner, 2007, September; Kluge, Hülsmann, Kopf, Angermeyer & Becker, 2002; Warnke & Rössler, 2008), die primär diagnosebezogen waren, aber zusätzliche Kriterien wie Fallschwere, Funktionsniveau, Alter, Geschlecht, Erkrankungsstadium, soziale Unterstützung, Bildung, Komplikationen und Behandlungsbereitschaft berücksichtigten, wurden Varianzaufklärungen von knapp 20-50 % beschrieben (Andreas et al., 2003). Dagegen lag die Varianzaufklärung bei reiner Anwendung der australischen oder auch der amerikanischen DRG-Systeme bei unter 10 % (Andreas et al., 2003). Daraus schlossen Andreas und Kollegen (Andreas et al., 2003) einerseits auf die grössere klinische Relevanz der den spezifischen psychiatrischen Klassifikationssystemen zugrunde liegende

Studie 3: Psychopathologische Syndrome als Grundlage für Fallgruppierungen
Kriterien neben den Diagnosen und auf weitere relevante, jedoch noch nicht einbezogene Dimensionen, die den Ressourcenverbrauch erklären können. Dies war auch das Ergebnis einer Untersuchung an über 30,000 Patienten im Kanton Zürich (Warnke & Rössler, 2008). Die psychiatrischen Diagnosen konnten lediglich 9 % zur Varianzaufklärung beitragen. Zusammen mit soziodemographischen Faktoren verbesserte sich dies auf 20 %, wie in dem hier berichteten Ansatz. Die Schlussfolgerung war ebenfalls, dass weiter nach geeigneten Variablen gesucht werden muss, welche die Ressourcennutzung in der Psychiatrie erklären können.

In Deutschland wurde mit der Einführung der Psychiatrie-Personalverordnung (Psych-PV) 1990 ein innovativer Weg beschritten, stationär-psychiatrische Leistungen zu finanzieren (Kunze & Kaltenbach, 2005). Die Psych-PV differenziert zwar nicht nach klinisch-diagnostischen Kriterien und ist nicht empirisch überprüft, sie wird aber als wesentlicher Fortschritt gegenüber früheren Entgeltsystemen gesehen und ihre Umsetzung ging mit einer effizienten Umstrukturierung des stationär-psychiatrischen Angebotes in Deutschland einher (Hübner, 2007, September). Letztlich bleibt die Psych-PV jedoch qualitativ auf der Ebene einer Tagespflegepauschale und bildet die stationärpsychiatrischen Leistungen nicht direkt ab (Voderholzer, Zieasek, Rudolf & Gaebel, 2007). So setzt sie auch keine unmittelbaren Anreize, wirtschaftlich z. B. auf kürzere Aufenthalte hin zu arbeiten. Dies trifft auch auf den Kanton Zürich zu, in welchem psychiatrische Leistungen ebenfalls auf der Ebene einer Tagespflegepauschale abgerechnet werden und die Finanzierung gemischt aus Steuermitteln und von den Krankenkassen erfolgt. Allerdings wird sich die Psychiatrie angesichts der Entwicklung in der Somatik mit umgesetzten Fallpauschalen, zunehmender wirtschaftlicher Konkurrenz der Anbieter von psychiatrischen Dienstleistungen und in Anbetracht der politischen Intention in Richtung leistungs- und fallbasierter Vergütung weiter der Frage nach Fallgruppierungen widmen müssen. Solange jedoch nicht die entscheidenden Einflussvariablen für den Ressourcenverbrauch gefunden sind, bleiben Tagespflegepauschalen oder auch Budgets (Roick et al., 2008) eine praktikable und wirtschaftlich sowie humanistisch gut vertretbare Grundlage. Allenfalls könnten Kombinationen aus Tagespflegepauschalen und ökonomisch steuernden Faktoren erwogen werden, um Anreize zur Begrenzung der Aufenthaltsdauer zu bieten. Dazu gehören auch Anreize zur integrativen Versorgung mit Verzahnung von stationären, teilstationären und ambulanten Angeboten. Grundsätzlich aber sollte eine Umstellung der psychiatrischen Vergütung vom Tages- auf den Fallpauschalen-Ansatz zurückhaltend vorgenommen werden, um Fehlsteuerungen zulasten der Patienten zu vermeiden (Kunze, 2003; Maylath, Krokotsch & Kunze, 2006).

Studie 3: Psychopathologische Syndrome als Grundlage für Fallgruppierungen

6.4.3 Limitationen

Unsere Ergebnisse sind vor dem Hintergrund eines Pilotansatzes als vorläufig einzuordnen. Die Stichprobe umfasste 998 bzw. 613 Behandlungsfälle und stellte damit eine Subpopulation aller behandelten Fälle dar. Wir haben uns zudem hier auf den Ansatz der Untersuchung der Syndrome fokussiert, die aus unserer Sicht den ersten Zugang zur Frage nach der Eignung des AMDP-Systems zur Erfassung von Kostenfaktoren darstellt.

Das AMDP-System ist in mancher Hinsicht begrenzt. Psychiatrische Komorbidität mit bzw. das Vorliegen von Abhängigkeitserkrankungen und Persönlichkeitsstörungen werden nicht berücksichtigt. Letztere sind oft weniger mit ausgeprägter Psychopathologie, aber mehr mit sozialen Funktionsstörungen assoziiert, welche über das AMDP-System nicht erfasst werden. Des Weiteren könnte das zusätzliche Vorliegen von somatischen Störungen und Diagnosen, welche im AMDP nicht oder über vereinzelte Symptome nur unvollständig erfasst werden, einen Einfluss auf die Aufenthaltsdauer haben (Lyketsos, Dunn, Kaminsky & Breakey, 2002). In einer vorangegangenen Studie leisteten somatische Nebendiagnosen keinen nennenswerten Beitrag zur Varianzaufklärung, wurden allerdings auch nur unvollständig erfasst (Warnke & Rössler, 2008). Zudem ist das AMDP-System eine Querschnittserhebung. So wird die Dynamik einer Psychopathologie nicht erfasst, während z. B. eine Persistenz von Symptomen über einen bestimmten Zeitraum Voraussetzung für bestimmte Diagnosen ist. Es kann einen erheblichen Unterschied in der Vorhersage eines Verlaufes ausmachen, ob eine ausgeprägte Psychopathologie z. B. im Rahmen eines Delirs akut entstanden ist oder schon Monate vor Aufnahme bestand. Weiterhin sind Ansprechraten und -geschwindigkeit auf verschiedene Therapieformen nicht vorhersagbar. Ein mangelndes oder verzögertes Ansprechen z. B. auf ein bestimmtes Antidepressivum oder eine Psychotherapie kann trotz gleicher psychopathologischer Ausgangslage zu deutlichen Unterschieden in der Aufenthaltsdauer führen. Zudem werden differenzierte therapeutische Angebotspakete vorgehalten, z. B. qualifizierte Alkoholentzüge oder Verhaltenstherapie von Angststörungen, welche für sich genommen Kosten aufweisen, die von der Psychopathologie unabhängig sind.

Eine weitere Limitierung kann in der abhängigen Variable der Aufenthaltsdauer liegen. Erstens werden damit nur Annäherungen an die stationären Kosten, aber keine direkten Kosten berücksichtigt. Zweitens unterliegt die Aufenthaltsdauer den Bedingungen und Anreizen des aktuellen Systems, ist damit schon beeinflusst, und mag nicht die „wirklich notwendigen" Kosten widerspiegeln. Dieses methodische Problem gilt für alle Fallgruppierungs-Untersuchungen, welche die Aufenthaltsdauer als abhängige Variable verwenden.

Mögliche Folgeuntersuchungen umfassen die Überprüfung der Ergebnisse in einer grösseren Stichprobe. Dabei könnte auch der Einfluss von Einzelsymptomen und von Symptomen, die nicht

Studie 3: Psychopathologische Syndrome als Grundlage für Fallgruppierungen
in die Syndromgruppen fallen, mit anderen statistischen Verfahren untersucht werden. Dies hätte bei unserer Stichprobe aber zu einer relativ geringen Fallzahl der Einzelbedingungen für die statistische Analyse geführt und war nicht im Fokus der Ausgangsfragestellung. In künftigen Studien könnten aber auch verschiedene Syndromkombinationen sowie der Einbezug weiterer Variablen, wie unter anderem Diagnosen, untersucht werden. Auch müsste geprüft werden, wie valide und reliabel eventuell verwendete Skalen zur Kostenprädiktion dann wären, wenn die Anwender die wirtschaftliche Lage ihrer Klinik durch die Ergebnisse beeinflussen könnten.

6.5 Schlussfolgerung

Unsere Pilotergebnisse implizieren, dass eine Vorhersage der Aufenthaltsdauer durch AMDP-Syndrome mittels multipler linearer Regression nicht zu einem Ergebnis führt, das Hinweise auf eine Grundlage für die Finanzierung stationär-psychiatrischer Leistungen bietet. Soziodemographische und klinische Faktoren, wie das Vorhandensein einer Wohnung oder ein besseres Funktionsniveau schienen einen prädizierenden Einfluss zu haben, zeigten aber insgesamt keine ausreichende Varianzaufklärung der Aufenthaltsdauer. So müssen unbekannte Faktoren die Kosten beeinflussen, nach welchen weiterhin geforscht werden sollte. Sollten sich bestimmte Faktoren als prädiktiv erweisen, so gilt es noch, diesen prädiktiven Wert in hypothesengeleiteten, prospektiven Untersuchungen zu bestätigen, um das Risiko möglicher Fehlsteuerungen gering zu halten. Solange keine verlässlichen Fallgruppierungen bekannt sind, erscheint es sinnvoll, bei einem Tagespauschalensystem zu bleiben, allenfalls mit Modifizierungen, welche wirtschaftliche Anreize schaffen. Grundsätzlich sollten ökonomische Kriterien bei Entscheidungen zur individuellen Aufenthaltsdauer eines Patienten nicht mit humanistischen, fachmedizinischen und qualitativen Kriterien im Widerspruch stehen.

6.6 Konsequenzen für Klinik und Praxis

- Die Einführung von Fallpauschalen analog zu den diagnosis related groups (DRGs) in der Somatik ist aktuelles Kernthema für die stationäre psychiatrische Versorgung.
- Unser Pilotansatz impliziert, dass die klassischen AMDP-Syndrome nicht für eine Bildung von Fallgruppen geeignet sind.
- Ökonomische Kriterien sollten für die Entscheidung über die Dauer eines stationären Aufenthaltes nicht mit medizinischen Aspekten im Widerspruch stehen.

Studie 3: Psychopathologische Syndrome als Grundlage für Fallgruppierungen
6.7 Literaturverzeichnis

American Psychiatric Association. (2001). Achse V: Globale Erfassung des Funktionsniveaus, *Diagnostisches und Statistisches Manual Psychischer Störungen DSM-IV (H. Saß, H.-U. Wittchen & M. Zaudig, Übers.)* (3. Aufl., S. 23-24). Göttingen: Hogrefe. (Original erschienen 1994: Diagnostic and Statistical Manual of Mental Disorders, Fourth Edition).

Andreas, S., Dirmaier, J., Koch, U. & Schulz, H. (2003). DRG-Systeme in der Versorgung von Patienten mit psychischen Störungen: Zur Konzeption eines Klassifikationssystems für Fallgruppen. *Fortschritte Neurologie Psychiatrie, 71*, 234-242.

Arbeitsgemeinschaft für Methodik und Dokumentation in der Psychiatrie (AMDP) (Hrsg.). (2007). *Das AMDP-System. Manual zur Dokumentation psychiatrischer Befunde.* (8. überarbeitete Aufl.). Göttingen: Hogrefe.

Blais, M., Matthews, J., Lipkis-Orlando, R., Lechner, E., Jacobo, M., Lincoln, R., Gulliver, C., Herman, J. B. & Goodman, A. F. (2003). Predicting length of stay on an acute care medical psychiatric inpatient service. *Administration and Policy in Mental Health, 31*, 15-29.

Buckingham, B., Burgess, P. & Solomon, S. (1998). *Developing a Casemix-Classification for Mental Health Services: Summary.* Canberra: Commonwealth of Australia.

Bundesministerium für Gesundheit. (2002). *Informationen zum Gesetz zur Einführung des diagnose-orientierten Fallpauschalensystems für Krankenhäuser (Fallpauschalengesetz - FPG)* [PDF-Dokument]. Verfügbar unter: http: / / www.dkg.digramm.com / alte_seite / pub / newpdf / BMGzuFPG_2002-03-26.pdf [23.7.2010].

Collegium Internationale Psychiatriae Scalarum (Hrsg.). (1986). *Internationale Skalen für Psychiatrie.* Weinheim: Beltz.

Commonwealth Department of Health and Family Services. (1998). *Development of the Australian Refined Diagnoses Related Groups (AR-DRG) classification. Summary of changes for the AR-DRG Classification Version 4.0* (Vol. 1, Version 4). Canberra: Commonwealth of Australia.

Creed, F., Tomenson, B., Anthony, P. & Tramner, M. (1997). Predicting length of stay in psychiatry. *Psychological Medicine, 27*, 961-966.

Drozd, E., Cromwell, J., Gage, B., Maier, J., Greenwald, L. M. & Goldman, H. H. (2006). Patient casemix classification for medicare psychiatric prospective payment. *Amercian Journal of Psychiatry, 163*, 724-732.

Studie 3: Psychopathologische Syndrome als Grundlage für Fallgruppierungen

Egli, S., Riedel, M., Möller, H. J., Strauss, A. & Läge, D. (2009). Creating a map of psychiatric patients based on psychopathological symptom profiles. *European Archives of Psychiatry and Clinical Neuroscience,* 259, 164-171.

Fähndrich, E. & Stieglitz, R. D. (1998). *Leitfaden zur Erfassung des psychopathologischen Befundes.* Göttingen: Hogrefe-Verlag.

Faulkner, P. A., Tobin, M. J. & Weir, M. A. (1994). Predicting the unpredictable: issues for output-based funding in psychiatric services. *Australian Health Review,* 17, 86-113.

Foit, K. & Vera, A. (2006). Anreizorientierte Krankenhausvergütung mit Fallpauschalen. *Gesundheitsökonomie & Qualitätsmanagement,* 11, 245-251.

Fritze, J. (2001). G-DRG: das auf Deutschland angepasste AR-DRG-System als vollpauschalierendes Krankenhaus-Entgeltsystem gemäss § 17 b KHG: Muss das die Psychiatrie interessieren? *Nervenarzt,* 72, 479-483.

Gebhardt, R. & Pietzecker, K. (1983). Skalenbildung im AMDP-System. *Archiv für Psychiatrie und Nervenkrankheiten,* 233, 234-235.

Gesundheitsdirektion Kanton Zürich (2004). Manual zur Einführung der Kostenträgerrechnung in psychiatrischen Kliniken. Kanton Zürich.

Gesundheitsdirektion Kanton Zürich (Hrsg.). (2007). *PSYREC-KTR-Handbuch.* Zürich: Hrsg.

Horn, S. D., Chambers, A. F., Sharkey, P. D. & Horn, R. A. (1989). Psychiatric severity of illness. A case mix study. *Medical Care,* 27, 69-84.

Hübner, J. (2007, September). *Ordnungspolitischer Rahmen der Krankenhausfinanzierung in der Psychiatrie ab 2009.* Informationsveranstaltung des Krankenhauszweckverbandes Köln, Bonn und Region, Köln.

Institut für das Entgeltsystem im Krankenhaus GmbH (InEK). (2008). *German Diagnosis Related Groups, Version 2009. Definitionshandbuch Kompaktversion* (Bde. 1-3). Siegburg: Autor.

Kallert, T. W., Schönherr, R., Fröhling, D. & Schützwohl, M. (2007). Patientenbezogene Therapiekosten akutpsychiatrischer tagesklinischer und vollstationärer Behandlung: Ein Vergleich im Rahmen einer randomisierten kontrollierten Studie. *Psychiatrische Praxis,* 34, 35-42.

Kluge, H., Hülsmann, S., Kopf, A., Angermeyer, M. C. & Becker, T. (2002). Stationäre psychiatrische Behandlungsdauer. *Krankenhauspsychiatrie,* 13, 104-110.

Kruckenberg, P., Wolfersdorf, M., Bauer, M., Kunze, H., Fritze, J. & Schmauss, M. (2001). Vergütung psychiatrischer Leistungen im neuen Krankenhaus-Entgeltsystem (DRG-System) - Stellungnahme gegenüber der deutschen Krankenhausgesellschaft (DKG). *Nervenarzt,* 72, 894-896.

Studie 3: Psychopathologische Syndrome als Grundlage für Fallgruppierungen

Kunze, H. (2003). DRGs oder Psych-PV? Perspektiven der Kliniken für Psychiatrie und Psychotherapie. *Nervenarzt,* 12, 1163-1166.

Kunze, H. & Kaltenbach, L. (Hrsg.). (2005). *Psychiatrie-Personalversordnung - Textausgabe mit Materialien und Erläuterungen für die Praxis* (5. Auflage). Stuttgart: Kohlhammer.

Lauterbach, K. & Lüngen, M. (2000). Neues Entgeltsystem nach US-Muster. *Deutsches Ärzteblatt,* 97, 392-395.

Lyketsos, C. G., Dunn, G., Kaminsky, M. & Breakey, W. R. (2002). Medical comorbidity in psychiatric inpatients. *Psychosomatics,* 43, 24-30.

Maylath, E., Krokotsch, A. & Kunze, H. (2006). Pro und Kontra: Diagnosebezogene Fallpauschalen (DRGs) in der Psychiatrie? *Psychiatrische Praxis,* 33, 56-58.

Rochell, B. & Roeder, N. (2002). DRGs als Grundlage der künftigen Krankenhausfinanzierung - Stand der Umsetzung und Einfluss auf die Rehabilitation. *Rehabilitation,* 41, 1-9.

Roick, C., Heinrich, S., Deister, A., Zeichner, D., Birker, T., Heider, D., Schomerus, G., Angermeyer, M. C. & König, H. H. (2008). Das Regionale Psychiatriebudget: Kosten und Effekte eines neuen sektorübergreifenden Finanzierungsmodells für die psychiatrische Versorgung. *Psychiatrische Praxis,* 35, 279-285.

Salize, H.-J., Schuh, C., Krause, M., Reichenbacher, M., Stamm, K. & Längle, G. (2007). Senken arbeitsrehabilitative Massnahmen während stationärpsychiatrischer Behandlung langfristig die Versorgungskosten von Patienten mit Schizophrenie? Ergebnisse einer kontrollierten Multizenterstudie. *Psychiatrische Praxis,* 2007, 246-248.

SPSS Inc. (2007). SPSS for Windows (Version 15.0) [Computer software]. Chicago: Programmer.

Stamm, K., Merkel, S., Mann, K. & Salize, H.-J. (2007). Welche Kosten verursachen alkoholkranke Versicherte? - Eine Analyse aus Sicht einer Betriebskrankenkasse. *Psychiatrische Praxis,* 34, 194-199.

Stamm, K., Salize, H.-J., Härter, M., Brand, S., Sitta, P., Berger, M., Gaebel, W. & Schneider, F. (2007). Ressourcenverbrauch stationärer Episoden bei depressiven Störungen. *Nervenarzt,* 78, 665-671.

Voderholzer, U., Ziesek, J., Rudolf, S. & Gaebel, W. (2007). Zur Erosion der Psych-PV und zukünftigen Finanzierung der Kliniken für Psychiatrie und Psychotherapie. *Nervenarzt,* 78, 1460-1468.

Warnke, I. & Rössler, W. (2008). Length of stay by ICD-based diagnostic groups as basis for the remuneration of psychiatric inpatient care in Switzerland? *Swiss Medical Weekly,* 138, 520-527.

7. Allgemeine Diskussion

7.1 Zielsetzung und Befunde der Studien 1-3

Die oben präsentierten Analysen wurden vor dem Hintergrund durchgeführt, dass es bisher zu wenig Anhaltspunkte gibt wie man die Inanspruchnahme teurer stationärer Leistungen in der Psychiatrie senken kann. Das Ziel der Studien 1-3 ist es, einen Beitrag zum besseren Verständnis der Einflussfaktoren für Wiederaufnahmen bei Hochrisikogruppen oder der Aufenthaltsdauer zu leisten. In Studie 1 wurden soziale und klinische Prädiktoren von Wiederaufnahmen bei schizophrenen Patienten mit einem neuen Ansatz der Survivalanalyse untersucht. In den Studien 2 und 3 wurde anhand medizinischer Routinedaten geprüft, ob unterschiedliche diagnostische Gruppen nach ICD-10 oder AMDP-Syndrome die stationäre Aufenthaltsdauer in der Psychiatrie vorhersagen und Grundlagen für eine Finanzierung sein können. Während der Fokus von Studie 1 vor allem darauf lag, die Variablen mit signifikantem Einfluss auf das Wiederaufnahmerisiko zu bestimmen, ging es in den Studien 2 und 3 darum, welche Variablenblöcke (z. B. Diagnosen, Soziodemographie, Charakteristika der Einweisung) die höchste Varianzaufklärung ermöglichen.

In Studie 1 sagten der (gedeckte) Versorgungsbedarf, die Compliance und die soziale Unterstützung (in Interaktion mit der Zeit) das Wiederaufnahmerisiko vorher. Weiter konnten mittels Diagnose (Studie 2) oder Syndromen (Studie 3) sowie weiterer Variablen wie Alter, Wohnsituation, Freiwilligkeit der Aufnahme oder Schweregrad der Erkrankung maximal 20 % der Varianz der Aufenthaltsdauer erklärt werden.

7.2 Stärken und Schwächen der Studien 1-3

Die Stärke aller drei Studien liegt darin, dass sie aktuelle Themen mit wichtigen Implikationen für die Versorgungspolitik und Behandlungspraxis untersuchen. Alle drei Studien waren aufgrund der limitierten oder widersprüchlichen Datenlage explorativ.

Studie 1 liefert ganzheitliche Anhaltspunkte zur Vermeidung stationärer Wiederaufnahmen, indem potentiell bedeutsame klinische und soziale Prädiktoren berücksichtigt wurden. Die Grundlage war ein längsschnittlich erhobener Datensatz mit umfassendem Variablenspektrum. Der statistische Untersuchungsansatz ermöglichte die Analyse zeitabhängiger und zeitunabhängiger Einflüsse auf Wiederaufnahmen. Die Stichprobe war hinsichtlich der Diagnose und dem Krankheitsgrad homogen, was sich günstig auf die Vorhersage der Wiederaufnahmen ausgewirkt haben kann. So ist nicht auszuschliessen, dass Prädiktoren von Wiederaufnahmen für unterschiedliche Patientengruppen oder Krankheitsgrade verschieden sind. Es stellt sich allerdings die Frage, ob es sich bei der ausge-

7. Allgemeine Diskussion

wählten Stichprobe um eine repräsentative Stichprobe von „chronisch" schizophrenen Patienten handelt. Möglicherweise sind die Befunde in einigen Aspekten (z. B. hinsichtlich der Aufenthaltsdauer) nicht auf die heutige Versorgungssituation übertragbar und bleiben auf Versorgungssysteme analog Mannheim beschränkt. Bei der Einschätzung des Versorgungsbedarfs wurde die Perspektive der Patienten nicht berücksichtigt. Damit konnten die Angaben von Betreuungs- und Behandlungspersonen zum Versorgungsbedarf nicht überprüft werden.

Studien 2 und 3 sind die ersten Untersuchungen in der Schweiz, die sich mit den Prädiktoren der Aufenthaltsdauer befassen und hieraus Rückschlüsse für die Finanzierung in der Psychiatrie ziehen. Beide Studien basierten auf medizinischen Routinedaten. Diese decken offensichtlich nicht das Variablenspektrum ab, was zu einer Varianzaufklärung von über 20 % führt. Studien 2 und 3 bezogen sich auf querschnittliche, fallbezogene Analysen. Die fallbezogene Analyse ist aufgrund der statistischen Berücksichtigung der Variable „Patient" als „Random-Faktor" in Studie 2 eine vernachlässigbare Limitation. In Studien 2 und 3 war eine hohe Korrelation zwischen Aufenthaltsdauer und realen Kosten nur vordergründig gegeben, weil in den berücksichtigten Kliniken eine Abrechnung stationärer Leistungen durch tagesgleiche Pflegesätze erfolgte. Da die Aufenthaltsdauer von Faktoren bestimmt werden kann, die nicht notwendiger Weise mit der Erkrankung zusammenhängen (z. B. soziale Faktoren), könnte der durchschnittliche Kostenaufwand pro Tag als abhängige Variable erfolgversprechender sein. Spezifische Diagnose- oder Syndromkombinationen blieben als unabhängige Variablen unberücksichtigt, ebenso die isolierte Betrachtung von Symptomen. Schliesslich wurden in den hier aufgeführten Untersuchungen Merkmale des Behandlungsprozesses nicht einbezogen, was theoretisch begründet ist (siehe Punkt 7.3.1).

7.3 Wiederaufnahmen – Studie 1

7.3.1 Theoretische Implikationen der Studie 1

In Studie 1 wurden erstmals die Variablen mit stabilem Einfluss auf das Wiederaufnahmerisiko (Compliance, komorbider Substanzmissbrauch, Zahl der stationären psychiatrischen Voraufnahmen, soziale Unterstützung) und der Versorgungsbedarf multivariat untersucht. Der Versorgungsbedarf, die Compliance und die soziale Unterstützung erwiesen sich hierbei als signifikant. Folglich bestimmten klinische und soziale Faktoren das Wiederaufnahmerisiko, was mit anderen Befunden zur Vorhersage der Häufigkeit von Wiederaufnahmen übereinstimmt (Roick, Heider, Stengler-Wenzke & Angermeyer, 2004). Gemäss den Resultaten von Studie 1 reicht eine rein medizinische Betrachtungsweise der Zeit bis zu einer Wiederaufnahme, wie sie in einigen Studien erfolgt (Ahn et

7. Allgemeine Diskussion

al., 2005; Hunt et al., 2002; Lin et al., 2006; Rabinowitz et al., 2001), nicht aus.

Weder die Zahl der Voraufnahmen noch die Dauer der Indexhospitalisation sagten das Wiederaufnahmerisiko in Studie 1 vorher. Ein mangelnder Zusammenhang zwischen Aufenthaltsdauer und Wiederaufnahmen wurde auch in anderen älteren Studien gefunden, wobei neuere Studien einen Zusammenhang zwischen kürzeren Aufenthalten und häufigeren Wiederaufnahmen finden (Richter, 2001). Die Zahl stationärer Voraufnahmen galt bisher als weitgehend stabiler Prädiktor (Montgomery & Kirkpatrick, 2002).

Rasche Wiederaufnahmen innerhalb der ersten Wochen nach Klinikentlassung waren in Studie 1 häufig, was bisherigen Befunden entspricht (Bruffaerts, Sabbe & Demyttenaere, 2004). Allerdings bleibt unklar, worauf diese frühen Wiederaufnahmen zurückgehen. In Studie 1 hatten (bis auf die soziale Unterstützung) alle Prädiktoren über die Zeit einen konstanten Einfluss auf das Wiederaufnahmerisiko.

Neben den in Studie 1 einbezogenen Prädiktorvariablen hatten in früheren Untersuchungen z. B. auch die Patientenzufriedenheit (Roick, Heider, Kilian et al., 2004) oder die Krankheitseinsicht (Kent, Fogarty & Yellowless, 1995) einen Einfluss auf das Wiederaufnahmerisiko. Weiterhin sind Wiederaufnahmen vermutlich auf schwer kontrollierbare Faktoren zurückzuführen (z. B. administrative Abläufe, therapeutische Standards, Verhaltensgewohnheiten, Einstellungen) (Montgomery & Kirkpatrick, 2002). Indirekte Einflüsse auf Wiederaufnahmen sind wahrscheinlich (z. B. über die Psychopathologie) (Faccincani, Mignolli & Platt, 1990). Eine Zunahme des Aufnahmealters entsprechend des demographischen Trends wurde bisher nicht festgestellt (Hübner-Liebermann, Hajak & Spiessl, 2008) Auch gibt es keine Hinweise auf eine allgemeine Zunahme psychischer Störungen (Spiessl & Jacobi, 2008).

7.3.2 Methodische Implikationen der Studie 1

In Studie 1 wurden die Prädiktoren der Zeit bis zur ersten Wiederaufnahme seit Klinikentlassung untersucht. Diese Definition der abhängigen Variablen ist anderen Definitionen überlegen. Die übliche Definition „Häufigkeit von Wiederaufnahmen" oder „Wiederaufnahmen ja vs. nein" lassen unberücksichtigt, wann eine Wiederaufnahme erfolgt. Weiterhin ist jede Wiederaufnahme ein spezifisches Ereignis, dem spezifische Faktoren zugrunde liegen (Kent & Yellowless, 1994).

Neben der Definition von Wiederaufnahmen ist entscheidend, mit welchem Verfahren die Prädiktoren von Wiederaufnahmen untersucht werden. In Studie 1 wurde hierfür ein neuer Ansatz der Survivalanalyse („Time Hazards Model") herangezogen, der die Proportionalitätsannahme nicht voraussetzt (Singer & Willett, 2003). Der Einfluss eines Prädiktors kann also im Vergleich zur herkömmlichen Cox-Regression über die Zeit variieren und muss nicht konstant sein. Aus diesem

7. Allgemeine Diskussion

Grund war es möglich, in Studie 1 Interaktionen zwischen Prädiktorvariablen und der Variablen „Zeit" zu berechnen und eine präzise Vorhersage machen. Der verwendete statistische Ansatz ist beispielsweise auch der multinomialen Regression überlegen, die von anderen Autoren zur Vorhersage der Zeit bis zur Wiederaufnahme herangezogen wurde (Bruffaerts et al., 2004). Studie 1 scheint die erste Untersuchung zu sein, die den Ansatz „Time Hazards Model" zur Vorhersage stationärer psychiatrischer Wiederaufnahmen verwendet.

7.3.3 Praktische Implikationen der Studie 1

Die Resultate der Studie 1 erlauben den Schluss, dass eine bessere Berücksichtigung der Compliance und Hilfe bei der Alltagsbewältigung in der ambulanten Behandlung einen Teil der Wiederaufnahmen hätte verhindern können. Gemäss den Befunden von Studie 1 haben insbesondere Medikamente, die 6 % der Versorgungskosten von schizophrenen Patienten ausmachen (Salize & Rössler, 1996), für die Prävention von Wiederaufnahmen zentrale Bedeutung. Dabei ist zu berücksichtigen, dass die Compliance wesentlich von einer tragfähigen Arzt-Patient-Beziehung abhängt (Oehl, Hummer & Fleischhacker, 2000). In Anlehnung hieran schätzen schizophrene Patienten selbst unter anderem Compliancesicherung und einen besseren Kontakt zum Arzt zur Verhinderung von stationären Wiederaufnahmen als wichtig ein (Roick, Heider, Stengler-Wenzke et al., 2004). Die Ergebnisse legen weiter eine kontinuierliche Bedarfsschätzung nahe. Bei der Bedarfsschätzung gibt die Berücksichtigung der Perspektive des Patienten und von Angehörigen ein umfassendes Bild (Foldemo, Ek & Bogren, 2004). In Studie 1 wurde bei der Bedarfsschätzung nur die Perspektive von Personen berücksichtigt, die unmittelbar mit der Betreuung des Patienten befasst waren. Die zunehmende Nutzung natürlicher Ressourcen wie die soziale Unterstützung und eine Betreuung im Lebensumfeld der Patienten (z. B. durch Angehörige, Nachbarn, Laienhelfer und Sozialarbeiter) ist gemäss den Resultaten von Studie 1 wichtig, was durch weitere Befunde gestützt wird (Roick, Heider, Stengler-Wenzke et al., 2004). Frühe Wiederaufnahmen, die in Studie 1 häufig waren, könnten durch ein geeignetes Nachsorgekonzept im Anschluss an die stationäre Behandlung (Bruffaerts et al., 2004), geeignete gemeindepsychiatrische Interventionen (z. B. Tagesstruktur) (Prince, 2006) und eine kurze Zeit bis zur ambulanten oder teilstationären Anschlussbehandlung (Üçok, Polat, Çakir & Genç, 2006) verhindert werden.

Die Befunde von Studie 1 legen nahe, dass selbst ein gut ausgebautes gemeindepsychiatrisches Versorgungssystem wie Mannheim gegenwärtig noch nicht in der Lage ist, das Wiederaufnahmerisiko zu reduzieren. Vor dem Hintergrund der Vielschichtigkeit der Problembereiche von Patienten mit schweren psychischen Störungen ist zukünftig eine flächendeckende „komplexe" gemeindeorientierte Behandlung unumgänglich (Angermeyer, Riedel-Heller & Roick, 2006). Es gibt bereits

7. Allgemeine Diskussion

vielversprechende Modellversuche hierzu (Schmidt-Kraepelin, Janssen & Gaebel, 2009). Ein weiter verbessertes gemeindepsychiatrisches Angebot und eine bedarfsgerechte Koordination von Hilfen dürfte zu einem anderen Nutzungsverhalten von stationären Leistungen beitragen (Sytema, Burgess & Tansella, 2002).

In Studie 1 lagen keine Angaben über die Entlassungsmodalitäten des stationären Voraufenthaltes in der Psychiatrie vor. Daher ist aufgrund der hier dargestellten Befunde in dieser Hinsicht nur eine Spekulationen über die Behandlungsqualität möglich.

7.4 Aufenthaltsdauer – Studien 2 und 3

7.4.1 Theoretische Implikationen der Studien 2 und 3

Die Ergebnisse der Studien 2 und 3 zeigen, dass die Aufenthaltsdauer nur zu einem geringen Anteil durch die Diagnose oder Syndrome sowie weitere medizinische Routinedaten (z. B. die Soziodemographie oder den Schweregrad der Erkrankung) bestimmt wird. Damit erlauben Faktoren, welche Grundlage für die Prognose und Behandlungsplanung sind, offensichtlich keinen ausreichenden Rückschluss auf die Länge eines Aufenthaltes. Das gleiche gilt für weitere Variablen, die bei Eintritt vorliegen. Die mangelnde Vorhersagekraft der Diagnose wurde bereits in früheren Untersuchungen zur Aufenthaltsdauer bestätigt (siehe Punkt 2.2.2.2). Der Einfluss von AMDP-Syndromen auf die Aufenthaltsdauer wurde hier zum ersten Mal untersucht. Für die Befunde der Studien 2 und 3 gibt es unterschiedliche inhaltliche Erklärungsmöglichkeiten, auf die im Folgenden eingegangen wird.

Bei den Diagnose-Klassifizierungen nach ICD-10 handelt es sich weniger um objektiv abgrenzbare Entitäten, sondern eher um theoretische, sich wandelnde Begriffe (Möller, Laux & Deister, 2005). Während moderne Klassifikationssysteme als reliabel eingestuft werden, ist deren Validität nicht eindeutig belegt (Kendell, 1989; van Os et al., 1999). Diagnosen sind hinsichtlich der zugrunde liegenden Symptomatik meist heterogen, können bestimmte Syndromkombinationen nicht immer abbilden und gehen fliessend ineinander über (Egli, Riedel, Möller, Strauss & Läge, 2009; Kempf, Hussain & Potasch, 2005). Weiterhin kann man davon ausgehen, dass Diagnosen in der Praxis nur hypothesengeleitet und nicht unter Berücksichtigung aller denkbaren Kriterien erhoben werden (Jäger et al., 2007; Möller, 2008; van Os et al., 1999). Für die Forschung ist eine erschöpfende Differentialdiagnostik im Hinblick auf die Interpretation der Resultate jedoch entscheidend. Spezifische Kombinationen von Diagnosen (Haupt- und Nebendiagnosen, Nebendiagnosen untereinander) sowie das Vorhandensein spezifischer Nebendiagnosen (ausser Substanzstörungen in

7. Allgemeine Diskussion

Studie 3) wurden in Studie 2 nicht berücksichtigt, was sich ungünstig auf die Resultate ausgewirkt haben kann. Schliesslich werden psychosoziale Bedingungen, die für Auftreten, Entstehung und diagnostische Beurteilung psychischer Störungen bedeutsam sind, im ICD-10 nur vereinzelt berücksichtigt (z. B. bei Belastungs- und Anpassungsstörungen (F43)) (Bastine, 1998).

Die mangelnde Vorhersagbarkeit der Aufenthaltsdauer durch Variablen wie Syndrome, Schweregrad der Erkrankung oder Funktionsfähigkeit in Studien 2 und 3 könnte mit der Veränderbarkeit der Prädiktorvariablen und deren Abhängigkeit von einer Vielzahl von Faktoren innerhalb und ausserhalb der stationären Behandlung zurückgehen. Beispielsweise ist die Entwicklung der Psychopathologie während eines Klinikaufenthaltes mit der Dauer der Erkrankung assoziiert (Jäger et al., 2007; van Os et al., 1999). Aufgrund der Komplexität und geringen Stichprobengrösse wurden in Studie 3 mögliche Syndromkombinationen nicht berücksichtigt, obwohl Patienten individuelle Syndromprofile aufweisen (Egli, Streule & Läge, 2008; Möller, 2008). Auch bilden AMDP-Syndrome nicht alle Störungsbilder gleichermassen ab, sondern eignen sich vor allem zur Beschreibung einer psychotischen oder affektiven Symptomatik (Arbeitsgemeinschaft für Methodik und Dokumentation in der Psychiatrie, 2007; Egli et al., 2009). Schliesslich ist die Validität der Skalen „Clinical Global Impressions" und „Globale Erfassung des Funktionsniveaus (GAF)" nicht belegt. Die Skala GAF scheint eher die Funktionsfähigkeit bei klinischen Problemen zu beschreiben und ist - anders als intendiert - weniger auf den Allgemeinzustand bezogen (Hilsenroth et al., 2000).

Es gibt andere, in den Studien 2 und 3 nicht berücksichtigte Faktoren, die in bisherigen Studien zu einer höheren Varianzaufklärung führten. So erklärten Merkmale des Behandlungsprozesses (z. B. Fixierungen, Art und Umfang der Medikation) und Organisationsmerkmale (z. B. Personalstärke, Kostenträgerschaft der Behandlung, Station) mehr als 20 % der Varianz der Aufenthaltsdauer (Richter, 2001). Der Therapieverlauf lässt sich allerdings aufgrund der vielen konfundierenden Faktoren (z. B. Vorkommnisse) nur schwer prospektiv einschätzen (Richter, 2001). Aus diesem Grund haben wurden vergleichbare Variablen in den Studien 2 und 3 nicht berücksichtigt. In einer noch unveröffentlichten Studie im Kanton Zürich führte der Einschluss von Behandlungsvariablen (z. B. Krisenintervention) ebenfalls zu einer Varianzaufklärung von über 20 %, wobei die aufgeklärte Varianz insgesamt noch zu niedrig ist (Warnke, Herwig & Rössler, 2010, July). Als Organisationsmerkmal wurde in Studie 2 nur der Faktor „Klinik" einbezogen. Da in dieser Untersuchung aber nur die Hauptversorgungskliniken mit ähnlicher Klientel einbezogen wurden, trug die Variable „Klinik" nicht substantiell zu einer Verbesserung der Varianzaufklärung bei. Ausserdem sagen Organisationsmerkmale mehr über die personelle Ausstattung oder die Behandlungsphilosophie aus als über den Versorgungsbedarf eines Patienten. Schliesslich setzt finanzieller Wettbewerb zwischen Betrieben vergleichbare organisatorische Ausgangsbedingungen (z. B. hinsichtlich der Perso-

7. Allgemeine Diskussion
nalausstattung) voraus, weshalb Klinikvariablen als Basis für eine Finanzierung eher ungeeignet sind. Dennoch tragen die oben genannten Resultate zum besseren Verständnis der Bestimmungsfaktoren der Aufenthaltsdauer und - sofern dies möglich ist - zur Schaffung einheitlicher organisatorischer Voraussetzungen für Betriebe bei.

Bis jetzt ist unklar, wie viel der ungeklärten Varianz auf patientenbezogene Aspekte wie den Versorgungsbedarf, das Ansprechen auf vorausgegangene Behandlungen oder die Chronizität der Erkrankung zurückgeht (English & McCarrick, 1986). Auch gibt es bisher nur vereinzelt Hinweise auf die Bedeutung von Merkmalen des Versorgungsgebietes und der Länge eines Aufenthaltes (Pertile et al., 2010). In einer aktuellen Studie erklärten DRGs, die Soziodemographie sowie Merkmale des Versorgungsgebietes (personelle Ausstattung und Kontaktrate in ambulanten Einrichtungen, Einwohnerstruktur) allerdings nur knapp 20 % der Varianz der Aufenthaltsdauer. Die Bedeutung von weiteren Strukturmerkmalen einer Institution und ihrer Umgebung (z. B. Wartezeiten vor Verlegen in eine komplementäre Einrichtung, Qualität des ambulanten Versorgungsangebotes) sind weiterhin noch offen (English & McCarrick, 1986; Richter, 2001).

7.4.2 Methodische Implikationen der Studien 2 und 3
Gemäss den Befunden der Studien 2 und 3 und weiteren Untersuchungen (siehe Punkt 2.2.2.2) tragen medizinische Routinedaten nur zu einer geringen Varianzaufklärung der Aufenthaltsdauer bei. Demzufolge stellt sich die Frage wie und ob ein geeigneter Modellansatz zur Vorhersage der Aufenthaltdauer gefunden werden kann. Mögliche methodische Erklärungen für die dargestellten Resultate werden im Folgenden gegeben und alternative Herangehensweisen aufgezeigt.

Die untersuchten Modelle der Studien 2 und 3 sind nicht mit DRGs vergleichbar und erlauben daher nur indirekte Rückschlüsse auf die Finanzierung von stationären Leistungen mittels einer Patientenklassifikation. DRGs werden zunächst aufgrund inhaltlicher Überlegungen von Ärztegremien und in einem nächsten Schritt durch Feinunterteilungen mittels statistischer Analysen gebildet (Fischer, 2004). Dieser letzten Schritt blieb in den Studien 2 und 3 unberücksichtigt. Stattdessen wurden Interaktionen zwischen Diagnosen und weiteren Variablen berechnet, um Unterschiede innerhalb von Diagnosegruppen festzustellen. Möglicherweise eignen sich andere methodische Ansätze eher, um Gruppenunterschiede herauszufinden. In einer interessanten Studie (Drozd et al., 2006) wurden auf der Basis von fünf Hauptdiagnosekategorien anhand bestimmter Variablen mittels der Methode „Classification and Regression Trees (CART)" statistisch Zweigruppen gebildet, die jeweils einen in sich homogenen Ressourcenverbrauch hatten. Hiermit wurden bis zu 40 % der Kosten vorhergesagt.

Theoretisch ist es möglich, die Modellfindung umzukehren und mit statistischen Analysen an-

7. Allgemeine Diskussion

statt mit inhaltlichen Überlegungen zu beginnen. Demzufolge liessen sich anhand bestimmter Gruppierungskriterien möglicher Weise statistisch Patientengruppen bilden, die hinsichtlich des Ressourcenverbrauches weitgehend homogen sind. Eine solche Vorgehensweise führt aber unter Umständen zu theoretisch nicht begründbaren und schwer interpretierbaren Resultaten.

In Studie 2 wurde über alle Diagnosegruppen hinweg eine Aufenthaltsdauer zwischen 3 und 365 Tagen berücksichtigt, in Studie 3 eine Aufenthaltsdauer zwischen 3 und 120 Tagen. Man könnte davon ausgehen, dass die Betrachtung eines kürzeren Zeitraumes zu besseren Resultaten führt, da Ausreisser nach oben wegfallen. Allerdings zeigen Untersuchungsbefunde, die sich auf sehr kurze Aufenthalte bezogen (bis zu 30 Tage), vergleichbare Resultate (Taube et al., 1988). Umgekehrt ist die Analyse von Patientengruppen mit extrem langen Aufenthalten im Hinblick auf die Kostenminimierung bedeutsam, wobei dies nicht Gegenstand der Studien 2 und 3 war. So fokussieren einige Autoren auf die Prädiktoren der Aufenthaltsdauer von älteren Patienten (Blank et al., 2005; Chung et al., 2010).

Die Studien 2 und 3 basierten auf querschnittlich erhobenen Daten. Die mögliche Zeitabhängigkeit der Variablen CGI, GAF oder Psychopathologie und deren Einfluss auf die Aufenthaltsdauer blieb damit unberücksichtigt. Dennoch ist es für ein prospektives Finanzierungssystem wichtig, Variablen zu finden, die bei Eintritt aussagekräftig sind. Ansonsten kann eine Klassifikation zu Beginn einer Behandlung nur vorläufig sein und muss rückwirkend angepasst werden.

Die dargestellten Studien setzten sich zum Ziel, den kurzfristigen Ressourcenverbrauch prospektiv zu bestimmen. Hierbei wurde der durchschnittliche Behandlungsaufwand bei unterschiedlichen Patientengruppen geschätzt. Die optimale Aufenthaltsdauer und deren Grenzbereich kann demgegenüber nur retrospektiv anhand bestimmter Erfolgskriterien bestimmt werden (Lauber, Lay & Rössler, 2006; Richter, 2001). Hierfür sind Verlaufsanalysen erforderlich.

7.4.3 Praktische Implikationen der Studien 2 und 3

Gemäss den Ergebnissen der Studien 2 und 3 sind weder die Diagnose noch Syndrome oder weitere routinemässig erhobene medizinische Daten geeignet, um die Aufenthaltsdauer und damit den Ressourcenverbrauch im Kanton Zürich vorherzusagen. Damit bleibt weiterhin unklar, welche Variablen in einem leistungsbezogenen Finanzierungssystem in der Psychiatrie berücksichtigt werden sollten, wie dies gebildet werden könnte und ob eine prospektive Vergütung in der Psychiatrie überhaupt realistisch ist. Unter Punkt 7.4.1 und Punkt 7.4.2 werden hierzu einige inhaltliche und methodische Denkanstösse gegeben.

Aufgrund der aktuellen Befundlage ist es offenbar zur Kontrolle der Aufenthaltsdauer nur möglich, allgemeine Begrenzungen für die Dauer eines Aufenthaltes festzulegen, degressive Tagessätze

7. Allgemeine Diskussion

einzuführen oder eine Kompromisslösung für eine leistungsorientierte Finanzierung unter Einbezug von patientenbezogenen Merkmalen zu finden. Dies kann beispielsweise durch die Festlegung von Diagnose- oder Behandlungsgruppen erfolgen und setzt die Definition eines vorläufigen Behandlungsaufwandes anhand statistischer Werte voraus. Eine detaillierte Dokumentation von Interventionen wäre erforderlich. Der Behandlungsaufwand müsste kontinuierlich geprüft, verfeinert und angepasst werden. Dabei kann man sich am kurz- oder langfristigen Erfolg (z. B. Symptomschwere, Wiederaufnahmerate) orientieren. Der kurzfristige Erfolg ist einfacher zu definieren, der langfristige Erfolg nachhaltiger. Grundsätzlich gilt es, medizinische und ökonomische Entscheidungskriterien bei der Einführung eines neuen Finanzierungssystems in Einklang zu bringen. Das bedeutet unter anderem die Verhinderung von vorzeitigen Entlassungen und häufigen Wiederaufnahmen.

Ein Beispiel für die Festsetzung einer Obergrenze der Aufenthaltsdauer liefert der Kanton Zürich. Hier werden seit dem Jahr 2009 im Rahmen eines Pilotprojektes an der Psychiatrischen Universitätsklinik Aufenthalte zwischen 6 und 28 Tagen finanziell begünstigt. Bei Wiederaufnahmen innerhalb von weiteren 30 Tagen nach Entlassung gilt ein reduzierter Tagessatz. So sollen rasche Wiederaufnahmen verhindert werden. Bisher wurde dieses Modell noch nicht evaluiert.

Ein Beispiel für einen Modellansatz auf der Basis von Prozeduren ist das geplante leistungsbezogene Entgelt in Deutschland, das sich zunächst auf den stationären Bereich beschränkt (Fritze, 2009). Dieses Finanzierungssystem soll auf Tagessätzen beruhen, d. h. es erfolgt eine tagesbezogene Einstufung des Patienten. Zusätzlich zu Leistungskomplexen gemäss Psych-PV werden Merkmale wie Alter, Geschlecht, sowie Haupt- und Nebendiagnosen berücksichtigt. Anhand von Kostendaten soll die Kalkulation für Entgelte durchgeführt werden. Das Pilotprojekt „Psysuisse" im Kanton Bern basiert auf dem deutschen Modell (Schönenberger, 2010).

Das Stichwort der Zukunft heisst „Kopfpauschalen" (Frick & Rössler, 2003). Ein Beispiel ist das Modellprojekt „Regionales Psychiatriebudget" in Deutschland (König et al., 2010; Roick et al., 2005). Versorgungsanbieter erhalten hier ein festgeschriebenes jährliches Budget, das sich an vorausgegangenen Budgets und Erlösen orientiert. Es wird eine Richtgrösse für die Anzahl zu behandelnder Patienten festgelegt und ein flexibler Wechsel zwischen ambulanten, teilstationären und stationären Angeboten ermöglicht (Roick et al., 2008). Das Ziel ist eine langfristige Beschwerdefreiheit bei möglichst geringem Ressourcenverbrauch (König et al., 2010). Erste Ergebnisse zur Entwicklung der stationären Kosten sind vielversprechend, wobei die Gesamtkosten unbeeinflusst bleiben (König et al., 2010). Das Funktionsniveau verbesserte sich bei Patienten aus der Modellregion während 3.5 Jahren im Vergleich zur Kontrollregion (König et al., 2010). Vor allem chronisch Kranke profitieren von Kopfpauschalen, weil bei diesen Patienten Ausreisser hinsichtlich der Aufenthaltsdauer wahrscheinlich sind (Fischer, 1997).

7. Allgemeine Diskussion
7.5 Allgemeine Schlussfolgerungen zu den Studien 1-3

Die Befunde der drei zugrunde liegenden Studien liefern wichtige Hinweise zu den Prädiktoren von stationären psychiatrischen Wiederaufnahmen oder der Aufenthaltsdauer.

Studie 1 zeigt, dass Wiederaufnahmen bei chronisch schizophrenen Patienten von veränderbaren sozialen und klinischen Merkmalen beeinflusst werden (hoher Versorgungsbedarf, Noncompliance, geringe soziale Unterstützung). Eine bessere Behandlung der betreffenden Patienten in der Gemeinde könnte zur Vermeidung von Wiederaufnahmen beitragen. Die (erneute) Inanspruchnahme stationärer Leistungen bliebe dann auf Patienten beschränkt, bei denen solche Interventionen nicht ausreichen.

Die Resultate der Studien 2 und 3 machen deutlich, dass weder die psychiatrische Hauptdiagnose noch Syndrome nach AMDP sowie weitere Merkmale (z. B. Soziodemographie) zu einer Varianzaufklärung der Aufenthaltsdauer von über 20 % führen. Diese Befundlage spricht gegen eine Finanzierung auf Basis der Psychopathologie. Aktuell sind nur vorläufige Kompromisslösungen als leistungsbezogene Entgeltsysteme denkbar.

Die Überprüfung der Resultate von Studie 1 anhand aktueller Daten und einer umfassenden Stichprobe von Patienten mit hohem Wiederaufnahmerisiko wäre wünschenswert. Für eine Begrenzung der Aufenthaltsdauer sind weitere Untersuchungen zu Prädiktoren und alternativen Patientengruppen mit möglichst homogenem Ressourcenverbrauch erforderlich. Weiterhin sind Studien relevant, die sich mit den Auswirkungen der Länge eines Aufenthaltes befassen und das Therapieergebnis berücksichtigen.

8. LITERATURVERZEICHNIS DER ALLGEMEINEN EINLEITUNG UND DISKUSSION

Ahn, Y. M., Chang, J. S., Kim, Y., Lee, K. Y., Kim, J. H., Kim, S. C., Maeng, S. J. & Kim, Y. S. (2005). Reduction in hospital stay of chronic schizophrenic patients after long-term clozapine treatment. *International Clinical Psychopharmacology,* 20, 157-161.

Alwan, N. A., Johnstone, P. & Zolese, G. (2008). Length of hospitalisation for people with severe mental illness. *Cochrane Database of Systematic Reviews,* 23, EPub.

Andreas, S., Dirmaier, J., Koch, U. & Schulz, H. (2003). DRG-Systeme in der Versorgung von Patienten mit psychischen Störungen: Zur Konzeption eines Klassifikationssystems für Fallgruppen. *Fortschritte der Neurologie · Psychiatrie,* 71, 234-242.

Angermeyer, M., Riedel-Heller, S. & Roick, C. (2006). Besonderheiten des deutschen psychosozialen Versorgungssystems. Entwicklungstendenzen und Ergebnisse der Versorgungsforschung. In S. Pawils & U. Koch (Hrsg.), *Psychosoziale Versorgung in der Medizin. Entwicklungstendenzen und Ergebnisse der Versorgungsforschung* (S. 595-606). Stuttgart: Schattauer.

Arbeitsgemeinschaft für Methodik und Dokumentation in der Psychiatrie (Hrsg.). (2007). *Das AMDP-System - Manual zur Dokumentation psychiatrischer Befunde* (Bd 1, 8. Aufl.). Göttingen: Hogrefe.

Arbeitsgruppe Psychiatrie der Obersten Landesgesundheitsbehörden. (2007). *Psychiatrie in Deutschland - Strukturen, Leistungen, Perspektiven* (1. Aufl.). Gesundheitsministerkonferenz der Länder (Hrsg.). Baden-Württemberg: Hrsg.

Ashcraft, M. L., Fries, B. E., Nerenz, D. R., Falcon, S. P., Srivastava, S. V., Lee, C. Z., Berki, S. E. & Errera, P. (1989). A psychiatric patient classification system. An alternative to diagnosis-related groups. *Medical Care,* 27, 543-557.

Bachrach, L. (1994). Deinstitutionalization and service priorities in Canada and the United States. In L. Bachrach, P. Goering & D. Wsylenki (Hrsg.), *Mental health care in Canada* (p. 66-72). San Francisco: Jossey-Bass.

Baer, N. & Cahn, T. (2005). *Psychische Gesundheit. Anhang 2 des Strategieentwurfs zum Schutz, zur Förderung, Erhaltung und Wiederherstellung der psychischen Gesundheit der Bevölkerung in der Schweiz.* Bern: Bundesamt für Gesundheit.

Bastine, H. E. (1998). *Klinische Psychologie* (Bd. 1, 3. Aufl.). Stuttgart: Kohlhammer.

Bauer, M., Kunze, H , vonCranach, M., Fritze, J. & Becker, T. (2001). Psychiatric reform in Germany. *Acta Psychiatrica Scandinavica,* 104, 27-34.

8. Literaturverzeichnis der allgemeinen Einleitung und Diskussion

Becker, T., Hoffmann, H., Puschner, B. & Weinmann, S. (2008). *Versorgungsmodelle in Psychiatrie und Psychotherapie* (1. Aufl.). Stuttgart: Kohlhammer.

Becker, T. & Kilian, R. (2006). Psychiatric services for people with severe mental illness across western Europe: what can be generalized from current knowledge about differences in provision, costs and outcomes of mental health care? *Acta Psychiatrica Scandinavica*, 113, 9-16.

Blais, M., Metthews, J., Lipkis-Orlando, R., Lechner, E., Jacobo, M., Lincoln, R., Gulliver, C., Herman, J. B. & Goodman, A. F. (2003). Predicting length of stay on an acute care medical psychiatric inpatient service. *Administration and Policy in Mental Health*, 31, 15-29.

Blank, K., Hixon, L., Gruman, C., Robinson, J., Hickey, G. & Schwartz, H. I. (2005). Determinants of geropsychiatric inpatient length of stay. *Psychiatric Quarterly*, 76, 195-212.

Bourgeois, J. A., Kremen, W. S., Servis, M. E., Wegelin, J. A. & Hales, R. E. (2005). The impact of psychiatric diagnosis on length of stay in a university medical center in the managed care era. *Psychosomatics*, 46, 431-439.

Brenner, H. (2004). Die institutionelle Schweizer Psychiatrieverordnung: Stärken, Defizite, Herausforderungen. *Psy & Psy Bulletin, Offizielles Organ der Schweizerischen Gesellschaft für Psychiatrie und Psychotherapie (SGPP)*, 46-48.

Brenner, H. D., Rössler, W. & Fromm, U. (2003). Die moderne evidenzbasierte psychiatrische Versorgung: Welchen Weg nimmt die institutionelle Schweizer Psychiatrie. *Schweizerische Ärztezeitung*, 84, 1777-1786.

Bruffaerts, R., Sabbe, M. & Demyttenaere, K. (2004). Effects of patients and health-system characteristics on community tenure of discharged psychiatric inpatients. *Psychiatric Services*, 55, 685-690.

Bundesamt für Gesundheit. (2004). *Psychische Gesundheit - Nationale Strategie zum Schutz, zur Förderung, Erhaltung und Wiederherstellung der psychischen Gesundheit der Bevölkerung in der Schweiz*. Bern: Autor.

Bundesamt für Statistik. (2007). *Kosten und Finanzierung des Gesundheitswesens*. Neuchâtel: Autor.

Chung, W., Oh, S. M., Suh, T., Lee, Y. M., Oh, B. H. & Yoon, C. W. (2010). Determinants of length of stay for psychiatric inpatients: analysis of a national database covering the entire Korean elderly population. *Health Policy*, 94, 120-128.

Creed, F., Tomenson, P., Anthony, P. & Tramner, M. (1997). Predicting length of stay in psychiatry. *Psychological Medicine*, 27, 961-966.

8. Literaturverzeichnis der allgemeinen Einleitung und Diskussion

Deutscher Bundestag. (1975). *Bericht über die Lage der Psychiatrie in der Bundesrepublik Deutschland*. Bonn: Autor.

Drozd, E. M., Cromewell, J., Gage, B., Maier, J., Greenwald, L. M. & Goldman, H. H. (2006). Patient casemix classification for medicare psychiatric prospective payment. *Amercian Journal of Psychiatry*, 2006, 724-732.

Durbin, J., Lin, E., Layne, C. & Teed, M. (2007). Is readmission a valid indicator of the quality of inpatient psychiatric care. *The Journal of Behavioral Health Services and Research*, 34, 137-150.

Ebner, G. (2007). Zum Stand der "Psychiatriereform" in der Schweiz, *Gerade in schwierigen Zeiten: Gemeindepsychiatrie verankern*. Lengerich: Pabst.

Egli, S., Riedel, M., Möller, H. J., Strauss, A. & Läge, D. (2009). Creating a map of psychiatric patients based on psychopathological symptom profiles. *European Archives of Psychiatry and Clinical Neuroscience*, 259, 164-171.

Egli, S., Streule, R. & Läge, D. (2008). The structure-based expert model of the mental disorders - a validation study. *Psychopathology*, 41, 286-293.

English, J. T. & McCarrick, R. G. (1986). DRGs: An overview of the issues. *General Hospital Psychiatry*, 8, 359-364.

Evans, D. B., Tandon, A., Murray, C. J. L. & Lauer, J. A. (2001). Comparative efficiency of national health systems. *British Medical Journal*, 323, 307-310.

Faccincani, C., Mignolli, G. & Platt, S. (1990). Service utilisation, social support and psychiatric status in a cohort of patients with schizophrenic psychoses. *Schizophrenia Research*, 3, 139-146.

Fischer, W. (1997). *Patientenklassifikationssysteme zur Bildung von Behandlungsfallgruppen im stationären Bereich. Prinzipien und Beispiele* (Beiträge zur sozialen Sicherheit, Forschungsbericht Nr. 1/97). Bern, Wolferstwil: Bundesamt für Sozialversicherung.

Fischer, W. (2004). Ein DRG-System für die Schweiz - Gedanken zur Modellwahl. *Competence*, 5, 4-8.

Foldemo, A., Ek, A. C. & Bogren, L. (2004). Needs in outpatients with schizophrenia, assessed by patients themselves and their parents and staff. *Social Psychiatry and Psychiatric Epidemiology*, 39, 381-385.

Frank, R. G. & Lave, J. R. (1985). The psychiatric DRGs. Are they different? *Medical Care*, 23, 1148-1155.

Frick, U., Barta, W. & Binder, H. (2001). Fallpauschalen in der stationär-psychiatrischen Versorgung. Empirische Evaluation im Land Salzburg. *Psychiatrische Praxis*, 28, 55-62.

8. Literaturverzeichnis der allgemeinen Einleitung und Diskussion

Frick, U. & Frick, H. (2010a). *"Drehtüre" in der stationären Psychiatrie in der Schweiz? Mythos oder empirische Realität?* (Obsan Dossier 12). Neuchâtel: Schweizerisches Gesundheitsobservatorium.

Frick, U. & Frick, H. (2010b). *"Heavy Use" in der stationären Psychiatrie der Schweiz? Ergebnisse aus der Medizinischen Statistik der Krankenhäuser* (Obsan Dossier 11). Neuchâtel: Schweizerisches Gesundheitsobservatorium

Frick, U. & Rössler, W. (2003). Finanzierungssysteme und Anreizsysteme in der Suchtbehandlung aus deutscher und schweizerischer Perspektive. *Suchttherapie, 4*, 18-24.

Fritze, J. (2009). Neue Regelungen für Einrichtungen der Psychiatrie und Psychotherapie, Kinder- und Jugendpsychiatrie sowie Psychosomatische Medizin und Psychotherapie im Krankenhausfinanzierungsreformgesetz (KHRG). *Nervenarzt, 80*, 485-494.

Gesundheitsdirektion Kanton Zürich (Hrsg.). (2007). *PSYREC-KTR-Handbuch* Zürich: Hrsg.

Güssow, J. (2007). *Vergütung Integrieter Versorgungsstrukturen im Gesundheitswesen: Weiterentwicklung pauschaler Vergütungsansätze zur Förderung prozessorientierter Strukturen unter besonderer Berücksichtigung der Krankenhausperspektive* (Dissertation, Universität der Bundeswehr München, 2006). Wiesbaden: Deutscher Universitätsverlag, GWV Fachverlage GmbH.

Haug, H.-J. & Rössler, W. (1999). Deinstitutionalization of psychiatric patients in central Europe. *European Archives of Psychiatry and Clinical Neuroscience, 249*, 115-122.

Hilsenroth, M. J., Ackerman, S. J., Blagys, M. D., Baumann, B. D., Baity, M. R., Smith, S. R., Price, J. L., Smith, C. L., Heindselman, T. L., Mount, M. K. & Holdwick, D. J. (2000). Reliability and validity od DSM-IV axis V. *American Journal of Psychiatry, 157*, 1858-1863.

Hodgson, R. E., Lewis, M. & Boardman, A. P. (2001). Prediction of readmission to acute psychiatric units. *Social Psychiatry and Psychiatric Epidemiology, 36*, 304-309.

Hoffmann, K. M. (2003). *Enthospitalisierung und Lebensqualität. Ergebnisse aus der Berliner Enthospitalisierungsstudie* (Forschung für die Praxis, Hochschulschriften. Dissertation, Freie Universität Berlin, 1. Aufl.). Bonn: Psychiatrie-Verlag GmbH.

Horn, S. D., Chambers, A. F., Phoebe, D., Sharkey, P. D. & Horn, R. A. (1989). Psychiatric severity of illness. A case mix study. *Medical Care, 27*, 69-83.

Hübner-Liebermann, B., Hajak, G. & Spiessl, H. (2008). Versorgungsepidemiologie: Entwicklung in der stationär-psychiatrischen Forschung 1996-2006. *Psychiatrische Praxis, 35*, 387-391.

Hunt, G. E., Bergen, J. & Bashir, M. (2002). Medication compliance and comorbid substance abuse in schizophrenia: impact on community survival 4 years after relapse. *Schizophrenia Research, 54*, 253-264.

8. Literaturverzeichnis der allgemeinen Einleitung und Diskussion

Huntley, D. A., Cho, D. W., Christman, J. & Csernansky, J. G. (1998). Predicting length of stay in an acute psychiatric hospital. *Psychiatric Services,* 49, 1049-1053.

Institut für Sozialmedizin, Epidemiologie und Gesundheitssystemforschung. (2001). GEK-Gesundheitsreport 2001. Auswertung der GEK-Gesundheitsberichterstattung. Schwerpunkt: Psychische Störungen. In GmünderErsatzkasse(GEK) (Hrsg.), *Schriftenreihe zur Gesundheitsanalyse* (Bd. 18, S. 88 ff.). St. Augustin: Asgard-Verlag.

Jäger, M., Riedel, M., Messer, T., Laux, G., Pfeiffer, H., Naber, D., Schmidt, L. G., Gaebel, W., Huff, W., Heuser, I., Kühn, K. U., Lemke, M. R., Rüther, E., Buchkremer, G., Gastpar, M., Bottender, R., Strauss, A. & Möller, H.-J. (2007). Psychopathological characteristics and treatment response of first episode compared with multiple episode schizophrenic disorders. *European Archives of Psychiatry and Clinical Neuroscience,* 257, 47-53.

Jiménez, R. E., Lam, R. M., Marot, M. & Delgado, A. (2004). Observed-predicted length of stay for an acute psychiatric department, as an indicator of inpatient care inefficiencies. Retrospective case-series study. *BMC Health Services Research,* 17, Epub.

Junghan, U. M. & Ricka, R. (2006). Kernelemente moderner psychiatrischer Versorgungsangebote. *Managed Care,* 1, 13-15.

Kempf, L., Hussain, N. & Potasch, J. B. (2005). Mood disorder with psychotic features, schizoaffective disorder, and schizophrenia with mood features: trouble at the borders. *International Review of Psychiatry,* 17, 9-19.

Kendell, R. E. (1989). Clinical validity. *Psychological Medicine,* 19, 45-55.

Kent, S., Fogarty, M. & Yellowless, P. (1995). Heavy utilization of inpatient and outpatient services in a public mental health service. *Psychiatric Services,* 46, 1254-1257.

Kent, S. & Yellowless, P. (1994). Psychiatric and social reasons for frequent rehospitalization. *Hospital & Community Psychiatry,* 45, 347-350.

Klinkenberg, W. D. & Calsyn, R. J. (1996). Predictors of receipt of aftercare and recidivism among persons with severe mental illness: a review. *Psychiatric Services,* 47, 487-496.

Kluge, H., Hülsmann, S., Kopf, A., Angermeyer, A. C. & Becker, T. (2002). Stationäre psychiatrische Behandlungsdauer. Eine statistische Analyse auf Grundlage einer Basisdokumentation. *Krankenhauspsychiatrie,* 13, 104-110.

König, H.-H., Heinrich, S., Heider, D., Deister, A., Zeichner, D., Birker, T., Hierholzer, C., Angermeyer, M. & Roick, C. (2010). Das Regionale Psychiatriebudget (RPB): Ein Modell für das neue pauschalierende Entgeltsystem psychiatrischer Krankenhausleistungen? Analyse der Kosten und Effekte des RPB nach 3,5 Jahren Laufzeit. *Psychiatrische Praxis,* 37, 34-42.

8. Literaturverzeichnis der allgemeinen Einleitung und Diskussion

Kuhl, H.-C. (2008). *Stationäre Psychiatrie in der Schweiz 2000-2006* (Arbeitsdokument 31). Neuchâtel: Schweizerisches Gesundheitsobservatorium

Kunze, H. (2004). Reform of psychiatric services in Germany: hospital staffing directive and commissioning of community care. *Psychiatric Bulletin,* 28, 218-221.

Kunze, H. & Schmidt-Michel, P. (2007). Zur Erosion der PSYCH-PV und zukünftigen Finanzierung der Kliniken für Psychiatrie und Psychotherapie. *Nervenarzt,* 78, 1460-1464.

Lauber, C., Lay, B. & Rössler, W. (2006). Length of first admission and treatment outcome in patients with unipolar depression. *Journal of Affective Disorders,* 93, 43-51.

Lay, B., Nordt, C. & Rössler, W. (2007). Trends in psychiatric hospitalisation of people with schizophrenia: A register-based investigation over the last three decades. *Schizophrenia Research,* 97, 68-78.

Lin, C. H., Lin, S. C., Chen, M. C. & Wang, S. Y. (2006). Comparison of time to rehospitalization among schizophrenic patients discharged on typical antipsychotics, clozapine or risperidone. *Journal of the Chinese Medical Association,* 69, 264-269.

Mansky, T., Erben, C. M. & Scriba, P. C. (1990). Diagnosebezogene Fallpauschalen: Die Nachteile überwiegen. *Deutsches Ärzteblatt,* 87, 141-144.

Martinssohn-Schittkowski, W. & Tolzin, C. J. (2008). Verweildauer kann und sollte weiter sinken. *Psychiatrische Praxis,* 35, 267-268.

Maylath, E. & Krokotsch, A. (2006). Pro und Kontra: Diagnosebezogene Fallpauschalen (DRGs) in der Psychiatrie? *Psychiatrische Praxis,* 33, 56-58.

Melchinger, H., Rössler, W. & Machleidt, W. (2006). Ausgaben in der psychiatrischen Versorgung. Ist die Verteilung der Ressourcen am Bedarf orientiert? *Nervenarzt,* 77, 73-80.

Mitchell, J. B., Dickey, B., Liptzin, B. & Sederer, L. I. (1987). Bringing psychiatric patients into the Medicare prospective payment system: alternatives to DRGs. *American Journal of Psychiatry,* 144, 610-615.

Möller, H.-J. (2008). The fortcoming revision of the diagnostic and classificatory system: perspectives based on the European psychiatric tradition. *European Archives of Psychiatry and Clinical Neuroscience,* 258, 7-17.

Möller, H.-J., Laux, G. & Deister, A. (2005). *Psychiatrie und Psychotherapie* (3. Aufl.). Stuttgart: Georg Thieme Verlag.

Montgomery, P. & Kirkpatrick, H. (2002). Understanding those who seek frequent psychiatric hospitalizations. *Archives of Psychiatric Nursing,* 16, 16-24.

Oehl, M., Hummer, M. & Fleischhacker, W. (2000). Compliance with antipsychotic treatment. *Acta Psychiatrica Scandinavica,* 102, 83-86.

8. Literaturverzeichnis der allgemeinen Einleitung und Diskussion

Organisation for Economic Co-operation and Development (2008). [Mental disorders - Days]. Unveröffentlichte Daten.

Organisation for Economic Co-operation and Development (2009). OECD Health Data 2009 - Selected Data: Health expenditure [Excel-File]. Verfügbar unter: http://stats.oecd.org/Index.aspx?DataSetCode=CSP2009

Pertile, R., Donisi, V., Grigoletti, L., Angelozzi, A., Zamengo, G., Zulian, G. & Ammadeo, F. (2010). DRGs and other patient-, service- and area-level factors influencing length of stay in acute psychiatric wards: the Veneto Region experience. *Social Psychiatry and Psychiatric Epidemiology*, EPub.

Phelan, M. & McCrone, P. (1995). Effectiveness of Diagnosis-Related Groups in predicting psychiatric resource utilization in the U.K. *Psychiatric Services*, 46, 547-549.

Priebe, S., Hoffmann, K., Isermann, M. & Kaiser, W. (2002). Do long-term hospitalised patients benefit from discharge into the community? *Social Psychiatry and Psychiatric Epidemiology*, 37, 387-392.

Prince, J. D. (2006). Practices preventing rehospitalization of individuals with schizophrenia. *The Journal of Nervous and Mental Disease*, 194, 397-403.

Rabinowitz, J., Lichtenberg, P., Kaplan, Z., Mark, M., Nahon, D. & Davidson, M. (2001). Rehospitalization rates of chronically ill schizophrenic patients discharged on a regimen of risperidone, olanzapine, or conventional antipsychotics. *American Journal of Psychiatry*, 158, 266-269.

Richter, D. (2001). Die Dauer der stationären psychiatrischen Behandlung. Eine Übersicht über Methodik, Einflussfaktoren und Auswirkungen. *Fortschritte der Neurologie · Psychiatrie*, 69, 19-31.

Rocca, P., Mongrone, C., Mongini, T., Montemagni, C., Pulvirenti, L., Rocca, G. & Bogetto, F. (2009). Outcome and length of stay in psychiatric hospitalization, the experience of the University Clinic of Turin. *Social Psychiatry and Psychiatric Epidemiology*, 45, 603-610.

Roick, C., Deister, A., Zeichner, D., Birker, T., König, H.-H. & Angermeyer, M. C. (2005). Das Regionale Psychiatriebudget: Ein neuer Ansatz zur effizienten Verknüpfung stationärer und ambulanter Versorgungsleistungen *Psychiatrische Praxis*, 32, 177-184.

Roick, C., Gärtner, A., Heider, D. & Angermeyer, M. (2002). Heavy user psychiatrischer Versorgungsdienste. *Psychiatrische Praxis*, 29, 334-342.

Roick, C., Gärtner, A., Heider, D., Dietrich, S. & Angermeyer, M. C. (2006). Heavy use of psychiatric inpatient care from the perspective of the patients affected. *International Journal of Social Psychiatry*, 52, 432-446.

8. Literaturverzeichnis der allgemeinen Einleitung und Diskussion

Roick, C., Heider, D., Kilian, R., Matschinger, H., Toumi, M. & Angermeyer, M. C. (2004). Factors contributing to frequent use of psychiatric inpatient services by schizophrenia patients. *Social Psychiatry and Psychiatric Epidemiology,* 39, 744-751.

Roick, C., Heider, D., Stengler-Wenzke, K. & Angermeyer, M. C. (2004). Analyse starker Inanspruchnahme stationär-psychiatrischer Versorgung aus drei unterschiedlichen Perspektiven. *Psychiatrische Praxis,* 31, 241-249.

Roick, C., Heinrich, S., Deister, A., Zeichner, D., Birker, T., Heider, D., Schomerus, G., Angermeyer, M. C. & König, H.-H. (2008). Das Regionale Psychiatriebudget: Kosten und Effekte eines neuen sektorübergreifenden Finanzierungsmodells für die psychiatrische Versorgung. *Psychiatrische Praxis,* 35, 279-285.

Rosenheck, R., Massari, L. & Astrachan, B. M. (1990). The impact of DRG-based budgeting on inpatient psychiatric care in Veterans Administration medical centers. *Medical Care,* 28, 124-134.

Ruggeri, M., Salvi, G., Perwanger, V., Phelan, M., Pellegrini, N. & Parabiaghi, A. (2006). Satisfaction with community and hospital-based emergency services amongst severely mentally ill service users: a comparison study in South-Verona and South-London. *Social Psychiatry and Psychiatric Epidemiology,* 41, 302-309.

Salize, H.-J. & Rössler, W. (1996). The cost of comprehensive care for people with schizophrenia living in the community. A cost evaluation from a german catchment area. *British Journal of Psychiatry,* 196, 42-48.

Salize, J.-H., Rössler, W. & Becker, T. (2007). Mental health care in Germany. Current state and trends. *European Archives of Psychiatry and Clinical Neuroscience* 2007, 92-103.

Schmidt-Kraepelin, C., Janssen, B. & Gaebel, W. (2009). Prevention of rehospitalization in schizophrenia: results of an integrated care project in Germany. *European Archives of Psychiatry and Clinical Neuroscience,* 259, 205-212.

Schönenberger, U. (2010). Financement de la psychiatrie. Un tarif doit etre comprehensible. *Competence,* 1-2, 15.

Schumacher, D. N., Namerow, M. J., Parker, B., Fox, P. & Kofie, V. (1986). Prospective payment for psychiatry - feasibility and impact. *The New England Journal of Medicine,* 315, 1331-1336.

Schweizerische Konferenz der kantonalen Gesundheitsdirektorinnen und -direktoren. (2008). *Leitfaden zur Psychiatrieplanung. Bericht der Arbeitsgruppe "Spitalplanung".* Bern: Autor.

Singer, J. D. & Willett, J. B. (2003). *Applied longitudinal data analysis. Modeling change and event occurrence.* Oxford: Oxford University Press, Inc.

8. Literaturverzeichnis der allgemeinen Einleitung und Diskussion

Sozialgesetzbuch. (2004). *Anschubfinanzierung, Bereinigung* (Fünftes Buch (V), § 140d).

Spiessl, H. & Jacobi, F. (2008). Nehmen psychische Störungen zu? *Psychiatrische Praxis*, 35, 318-320.

Statistisches Bundesamt. (2005). *Grunddaten der Krankenhäuser und Vorsorge oder Rehabilitationseinrichtungen* (Fachserie 12, Reihe 6.1). Wiesbaden: Autor.

Stoskopf, C. & Horn, S. D. (1992). Predicting length of stay for patients with psychoses. *Health Services Research*, 26, 743-766.

Sturny, I., Cerboni, S., Christen, S. & Meyer, P. (2004). *Daten zur Versorgung psychisch Kranker in der Schweiz*. Neuchatel: Obsan.

Sturny, I. & Hell, D. (2007). Psychiatrie, Psychotherapie, Psychologie. In G. Kocher & W. Oggier (Hrsg.), *Gesundheitswesen Schweiz. 2007-2009*S. 291-303). Bern: Hogrefe AG.

Sytema, S., Burgess, P. & Tansella, M. (2002). Does community care decrease length of stay and risk of rehospitalization in new patients with schizophrenia disorders? A comparative case register study in Groningen, The Netherlands; Victoria, Australia; and South Verona, Italy. *Schizophrenia Bulletin*, 28, 273-281.

Taube, C., Goldman, H. & Lee, E. S. (1988). Use of specialty settings in constructing DRGs. *Archives of General Psychiatry*, 45, 1037-1040.

Taube, C., Lee, E. S. & Forthofer, R. N. (1984). DRGs in Psychiatry: An Empirical Evaluation. *Medical Care*, 22, 597-610.

Thornicroft, G. & Tansella, M. (2004). Components of a modern mental health service: a pragmatic balance of community and hospital care: overview of systematic evidence. *British Journal of Psychiatry*, 185, 283-290.

Üçok, A., Polat, A., Çakir, S. & Genç, A. (2006). One year outcome in first episode schizophrenia. Predictors of relapse. *European Archives of Psychiatry and Clinical Neuroscience*, 256, 37-43.

Van Os, J., Gilvarry, C., Bale, R., van Horn, E., Tattan, T., White, I. & Murray, R. (1999). A comparison of dimensional and categorical representations of psychosis. IK700 Group. *Psychological Medicine*, 29, 595-606.

Warnke, I., Herwig, U. & Rössler, W. (2010, July). *Psychopathological syndromes as predictors of psychiatric resource consumption?* Poster presented at the 10th Scientific Meeting of the Swiss Society for Psychiatric Epidemiology, Zurich.

World Health Organization. (2005). World Health Atlas 2005. Verfügbar unter: http://www.who.int/mental_health/evidence/atlas/profiles_countries_e_i.pdf [17.7.2010].

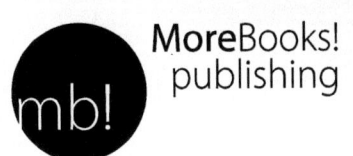

i want morebooks!

Buy your books fast and straightforward online - at one of world's fastest growing online book stores! Environmentally sound due to Print-on-Demand technologies.

Buy your books online at
www.get-morebooks.com

Kaufen Sie Ihre Bücher schnell und unkompliziert online – auf einer der am schnellsten wachsenden Buchhandelsplattformen weltweit! Dank Print-On-Demand umwelt- und ressourcenschonend produziert.

Bücher schneller online kaufen
www.morebooks.de

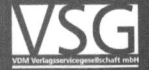 VDM Verlagsservicegesellschaft mbH
Heinrich-Böcking-Str. 6-8　　Telefon: +49 681 3720 174　　info@vdm-vsg.de
D - 66121 Saarbrücken　　　Telefax: +49 681 3720 1749　　www.vdm-vsg.de

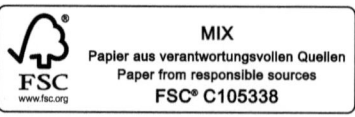

Printed by Books on Demand GmbH, Norderstedt / Germany